NEW MEDICAL MANAGEMENT

看護管理者のための

ファシリテーションスキル入門

葛田一雄
Kuzuta Kazuo

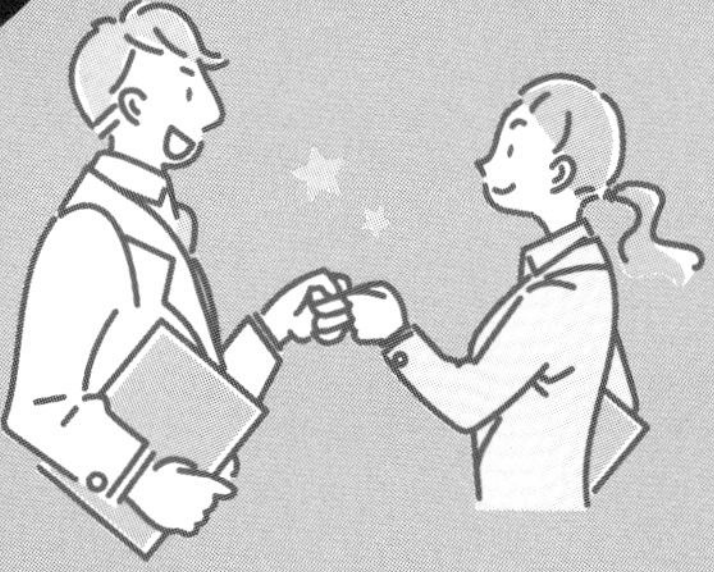

ぱる出版

はじめに
ファシリテーションスキルを使って看護現場をどう変えるか

まずは、看護管理者であるあなたに自問していただきたいと思います。

「今の管理を続けたい」

「今の管理を変えたい」

「今のままの管理ではうまくいかない」

――いかがでしょうか？　このいずれにも思いが至るのではないでしょうか。

看護管理には、感染症対策、スタッフ育成、患者様満足度向上など知的創造による管理が求められています。

知的創造とは人間の創造的活動により生み出されるものです。看護管理はいつの時代も知的創造による管理を行ってきました。

知的創造による管理には、
①変えてはいけないこと
②変わらざるを得ないこと
③変えなければいけないこと

の３つの対象があります。
①は、理論を基礎とした看護実践、患者様の権利擁護など変えてはいけないことです。
②は、法律・規則改定、環境適合など変わらざるを得ないことです。
③は、指揮命令権のみによる管理、経験知だけの管理では対応できない、変えなければいけないことです。この③を実践することが看護管理のファシリテーションです。
命令による管理は高圧的な管理になりがちです。経験知に頼っただけの管理ではスタッフの育成、チームづくりさらには患者様尊重にも対応できません。

かつては10年昔のことを一昔と言いましたが、今や5年どころか3年でも対応できない事柄が増えてきました。看護管理は、「日々新又日新（ひびにあらたにして、またひにあらたなり）」の姿勢と行動なくして成すことはできません。

毎日を新しい心で、出来事に新しい心で触れ、知識を学び、知識を知恵として生かした管理を行うことです。

看護管理のファシリテーションとは、日々新又日新な管理を実践するための管理スキルです。看護管理者の知識や経験知を知恵として生かす、「知的創造活動」によって影響力を行使することです。

ファシリテーションの役割を担う人物がファシリテーターです。看護管理者は誰もがファシリテーターですが、ファシリテーションの適否が問われます。

人間力によって動機づける力、影響力を与える力がファシリテーション

看護管理者には、看護師の人間性や看護技術を育成し、看護能力を顕在化させて、療養の世話と診療上の補助の質を高める役割がありますが、役割を担うためには3つの力が必要です。

1つは、経営管理者として院長や看護部長から委譲された指揮命令権です。

2つは、指導者あるいはチームのリーダーとしてスタッフを牽引あるいは後押しする力です。この力のことをリーダーシップといいます。

3つは、管理者としての人間性によって動機づける力です。全人的魅力を通じて影響力を行使する力です。この力のことをファシリテーションといいます。全人的魅力とは、必ずしもスタッフからリスペクトされ、尊敬されることだけではありません。「嫌なところもあるし、変なところもあるけれど、でも、丸ごとの人間として好き」ということが含まれます。

well-being（ウェルビーイング）への道標づくりがファシリテーターの任務

看護管理者としてのファシリテーターの任務は、スタッフさらには患者様の幸福・価値観・納得感への道標づくりです。

ウェルビーイングとは、幸福のことです。健全や健康のことです。身体的または情緒的な感覚に関する心の主観的な良好状態です。

看護管理者のスタッフに対するファシリテーションに求められているものは主として3つあ

ります。

1つは、チームやメンバーの支援（Adovocate）です。Adovocate（アドボケイト）とは擁護、提唱することですが、看護管理者は誰もがアドボカシー（Advocacy）の役割を担っています。

2つは、チーム内やメンバー間の葛藤を調整&調停（Mediate）をすることです。Mediate（ミディエイト）とは和解など、仲介して新たな関係性を成立させることです。

3つは、看護師の能力を開発&顕在化（Enable）することです。Enable（イネーブル）とは出来るようにすることです。事態などを可能かつ容易にすることです。

本書が、看護管理者の仕事を見直すことにつながり、看護現場の改善や、スタッフ&患者様のwell-being（ウェルビーイング）への道標づくりのヒントになれば幸いです。

葛田一雄

看護管理者のためのファシリテーションスキル入門
もくじ

パート1 なぜ、いま看護現場に「ファシリテーションによる管理」が必要なの？

パート2 人が育つ看護現場を作るファシリテーションスキルの活用法

パート3 看護管理者に求められる4つのファシリテーションスキル

パート4 看護管理者が身につけたいリーダーシップとはなにか

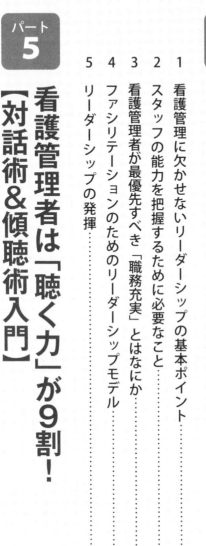

パート5 看護管理者は「聴く力」が9割！【対話術＆傾聴術入門】

パート6

スタッフのモチベーションを高めるにはどうしたらいいのか

パート1

なぜ、いま看護現場に「ファシリテーションによる管理」が必要なの？

1 そもそもファシリテーションってなに？ 言葉の意味は？

ファシリテーションに関する多くの書物は、ファシリテーションを「会議やミーティングを円滑に進める技法」と位置づけています。カンファレンスにおいて、①参加メンバーの発言を促し、②多様な意見をすみやかに理解し、③重要なポイントを引き出し、④議論を活発化し、⑤議論を収束させ、⑥会議を円滑に進め、⑦合意形成をサポートするための有効な技法がファシリテーションスキルです。

しかしながら、ファシリテーション（facilitation）とはそもそも、「促進すること」、「容易にすること」、「助長すること」等です。**看護管理においては、良質な結果が得られるように看護活動のプロセスを促進し、容易にし、助長することがファシリテーションです。問題や課題を顕在化させて、解決するために支援し、成果を生み出す手法がファシリテーションスキルです。**

看護管理者には、スタッフを看護管理分野に関わらせることによって、スタッフに資質を研鑽させ、チームに貢献させる役割があります。スタッフの知恵や技術を最大限に引き出すための場づくりがファシリテーションです。

看護管理者が行うファシリテーションにおいて、最も重要なことはスタッフを「我関せず」にさせないことです。

我関せずとは、自分には関係ない、自分は関与しない、という態度を取ること、つまりは傍観です。傍観とは、手や口を出さずに、ただそばで見ていたり、ながめていたりすることです。その物事に関係のない立場や態度で見ている人物を傍観者といいます。また、他人の言動を批評するばかりで自分では何もしない人物を批評家といいます。

傍観者意識だけのスタッフや批評家然としたスタッフではなく、問題や課題に真摯に向き合い、解決するために行動する意識（当事者意識）を有するスタッフを創り出すことこそ、看護管理者が担うファシリテーションの真の目的なのです。

傷つき助けを求めている他者を看護することは人間としての本性です。看護学を人間科学として位置づけたのは看護理論家のワトソンです。看護学は、医学とは異なる人間科学の領域を包含したことによって、根拠と観察のみの外的な世界だけではなく、経験という内的な世界を包含した学問体系を確立しました。

看護実践は看護学を基盤として、「促進すること」、「容易にすること」および「助長すること」に関わってきました。このことがそもそもファシリテーションなのです。

看護師として経験を積む過程で、看護観は深まり、ゆるぎないものになっていくことでしょう。看護観がゆるぎないものになっていく過程において、看護経験や学びの深さに応じて、質の高い、効果的なファシリテーションスキルになっていくに違いありません。

2 看護管理者が行うべき4つの視点

【①ファシリテーションによる管理って何？】

本書のテーマは、看護管理者が行うファシリテーションです。ここでは、

1　ファシリテーションによる管理
2　ファシリテーションの真の目的
3　看護管理者のファシリテーション行動
4　担当業務に応じたファシリテーション

の4つの視点からファシリテーションに焦点を当てます。

まずは1番目の【ファシリテーションによる管理】から見ていきましょう。

管理者が行うファシリテーションの主眼は、ファシリテーションによる管理です。ファシリテーションによる管理とは、次の2点が考えられます。

- **スタッフを支援し**
- **スタッフが担当する業務を適切に促進するために影響力を行使すること**

看護管理者が行う管理とはスタッフに対する影響力の行使です。影響力を行使するスタイルは主として3つのことが考えられます。

①「役職」「勢力」による影響力です。権力型影響力・職権型影響力の行使です。
②「技術」による影響力です。卓越型影響力です。
③「知的創造活動」による影響力です。支援・促進型影響力で、ファシリテーションによる管理のことです。

「役職」と「勢力」による影響力は、経営権や指揮命令権によって行使するものです。「技術」による影響力は専門性によるものです。「あの看護管理者の看護理論や看護行為は素晴らしい」というように、スタッフが憧れる看護業務の卓越性から生じるものです。

「知的創造活動」(= intellectual creation) とは、「知識は創造のためにあり、創造にはアイデアが命である」ということです。看護師の創造活動により生まれる知的価値です。知的価値とは、「看護業務を安全で安心かつ患者様の満足を後押しする、やりがいがあるもの」ということです。

・**気づきによって身の回りの問題を発見し**
←
・**知的創造活動によって解決し**
←
・**看護業務に価値を見出す**

ことです。つまりは、ファシリテーションとは知的創造活動のことです。

ファシリテーションによる管理では
支援・促進型影響力を行使する

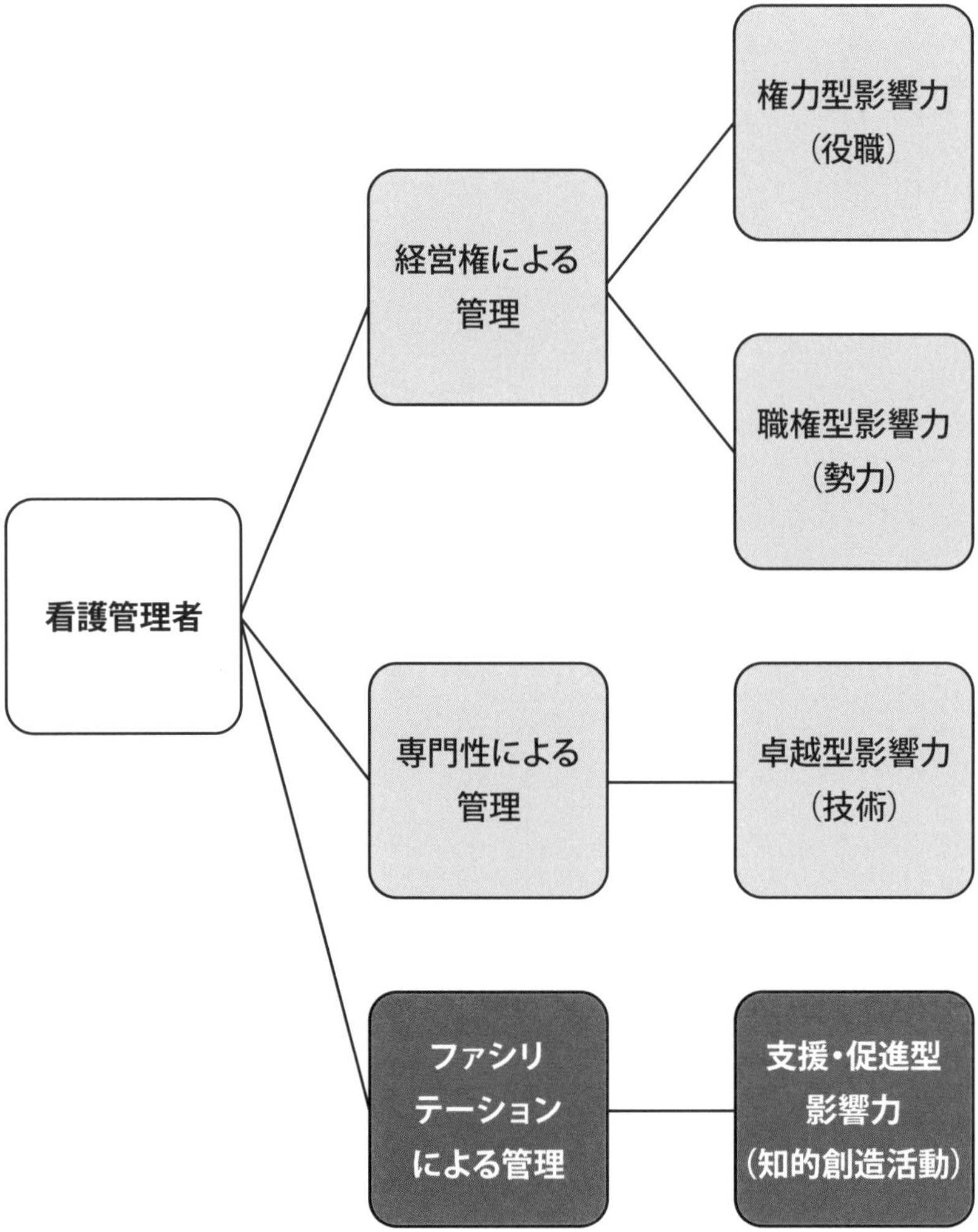

3 看護管理者が行うべき4つの視点【②ファシリテーションの目的とは？】

看護管理者が行うファシリテーションの目的とは何でしょうか。
ファシリテーションとは、スタッフに対する支援・促進型影響力（＝知的創造活動）ですが、真の目的はスタッフが看護管理者に対し敬愛の念・尊敬の念を持って、管理者とスタッフそしてスタッフ同士が互いに心の絆を掛け合い、信頼できるチームとして患者様と向き合い、患者様を後押しして、回復を促進することです。

①立場変容し、共感性を高める

スタッフが看護管理者に対し、敬愛の念・尊敬の念を持つということは、そうそう簡単なことではありません。管理者は威張る人、管理者は身勝手な人、管理者は私の気持ちなどわかってくれないなどというのがスタッフの思いではないでしょうか。

そこで、看護管理者として心がけることは２つあります。

１つは、立場変容です。看護管理者の立場を変容することです。そのためには、「もし、私がスタッフだったら」と看護管理者の立場を置き換えることです。スタッフの立場で感じ考えることです。

２つは、スタッフとの共感性を高めることです。スタッフの状態に気を配ることです。スタッフを慰め、励ますことです。

②スタッフが看護管理者に対し敬愛の念・尊敬の念を持つ

看護管理者の立場変容と共感性の高さによって、スタッフは看護管理者に親しみの心を持ち、看護管理者を敬う気持ちが芽生えてくることでしょう。

やがてはスタッフが、看護管理者に対し敬愛の念・尊敬の念を持つことができるチームあるいは看護組織が出来あがります。

ファシリテーションの目的は何？
「スタッフが看護管理者に対し敬愛の念・尊敬の念を持つようになること！」

①看護管理者の立場を変容（もし、私がスタッフだったら）	
スタッフの立場で感じる	スタッフの立場で考える

②スタッフとの共感性を高める	
スタッフの状態に気を配る	スタッフを慰め、励ます

③スタッフが看護管理者に対して敬愛の念・尊敬の念を持つ	
看護管理者に親しみの心を持つ	看護管理者を敬う気持ちがある

4 看護管理者が行うべき4つの視点

【③看護管理者のファシリテーション行動とは？】

ファシリテーション行動は看護管理者だけが行うものではありません。スタッフ間でも適時適切なファシリテーション行動が行われています。

看護管理者のファシリテーション行動と、スタッフのファシリテーション行動の違いは何でしょうか。決定的な違いは、管理に必要な因子の多さです。

看護管理者は看護管理の因子を多く保有し、行動に活用しています。

①管理の因子

因子とは、ある結果を生ずる諸要素です。看護管理は看護管理者の専売特許ではなく、スタッフも行っていますが、管理の因子の比率は圧倒的に看護管理者が多く保有し、発揮しています。

管理の因子とは、要望性、共感性、通意性および信頼性です。

②看護管理者に必要な4つの因子

4つの管理の因子とはそれぞれ次のことです。

要望性は、看護管理者のスタッフに対する要望が明瞭であることです。

看護管理の因子に応じたファシリテーション行動

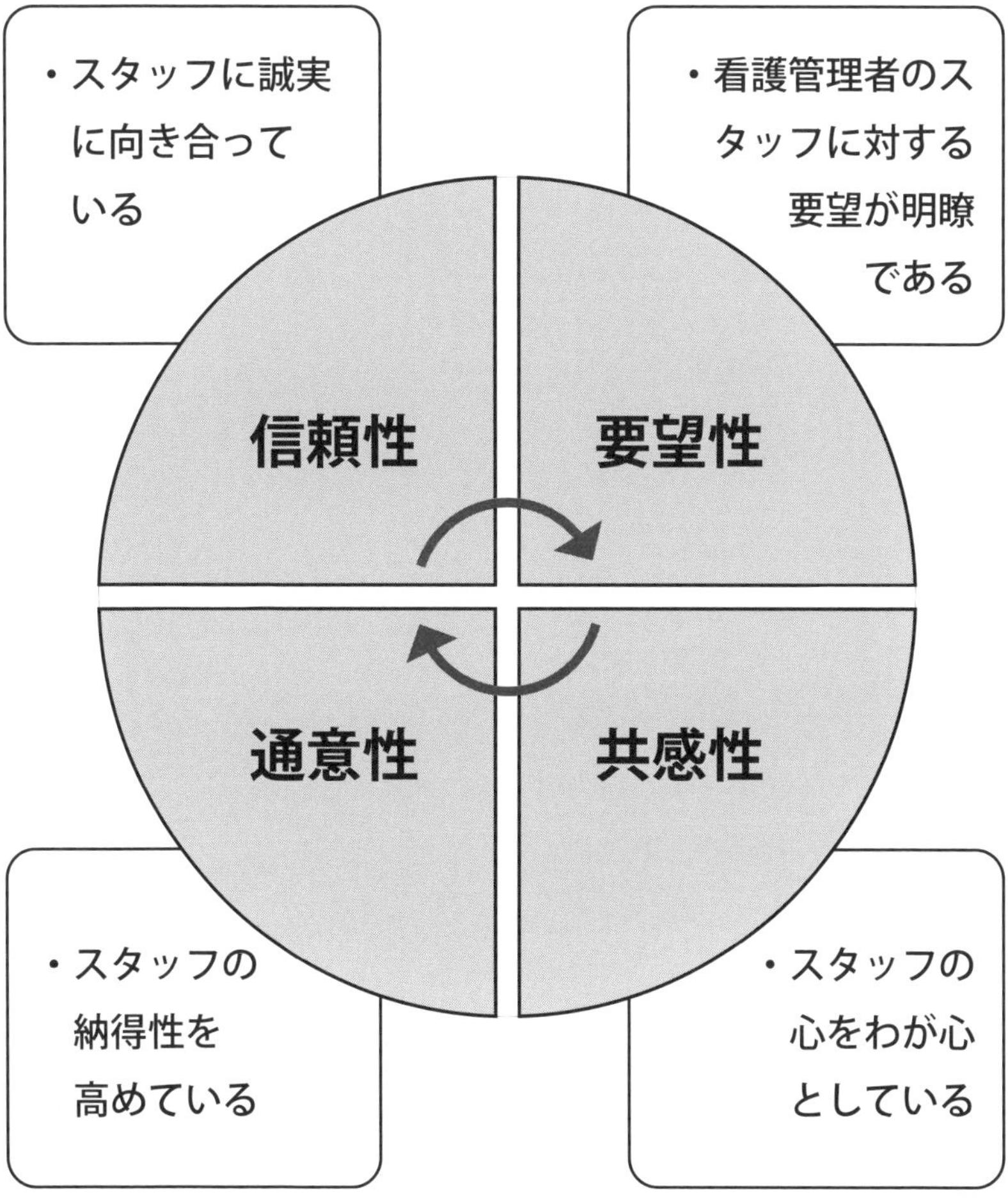

共感性は、スタッフの心をわが心としていることです。
通意性は、スタッフの納得性を高めていることです。
信頼性は、スタッフに誠実に向き合っていることです。

5 看護管理者が行うべき4つの視点【④担当業務に応じたファシリテーションとは？】

スタッフが担当する業務は異なります。スタッフが担当する業務に応じたファシリテーションが必要です。大きく分類すると、定型業務と非定型業務です。

①定型業務

定型業務とは、業務フローが明確になっている業務です。

定型業務は、ある程度決まったタイミングで発生します。

定常的な対応が必要な業務が定型業務です。フローどおりに、知見とスキルを保有していれば対応できるという性質を持つ業務です。

②非定型業務

非定型業務とは、業務フローや流れを確立することが困難な業務のことです。事案や事例ごとに異なる対応が求められます。

臨機応変での対応が必要です。豊富な経験や知見が求められる業務です。

担当業務に応じたファシリテーションが必要

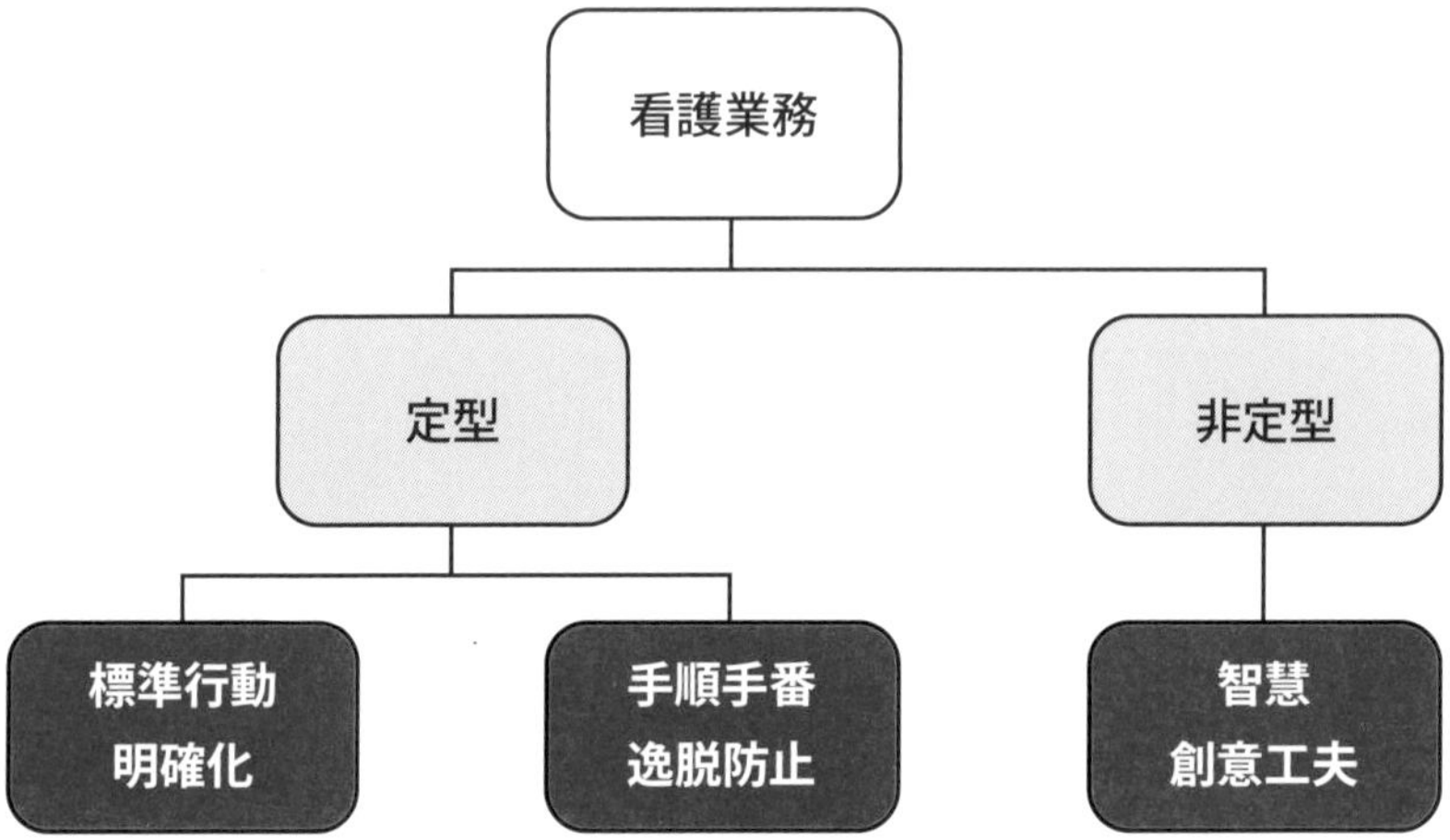

③定型業務と非定型業務の相違

主として2つの違いがあります。

1つは、業務フローやマニュアルとして明確にできるかです。定型業務は業務フローとして明確化できます。マニュアル化することも比較的簡単です。

非定型業務は同じような業務であっても、同じ状況や背景で起こることはほとんどありません。臨機応変が求められます。業務フローやマニュアル化が困難です。

2つは、発生するタイミングが決まっているかどうかです。定型業務は、発生する機会がある程度決まっている業務です。

非定型業務は発生する機会の予測が困難です。

④担当業務に応じたファシリテーション

定型業務に対するファシリテーションと非

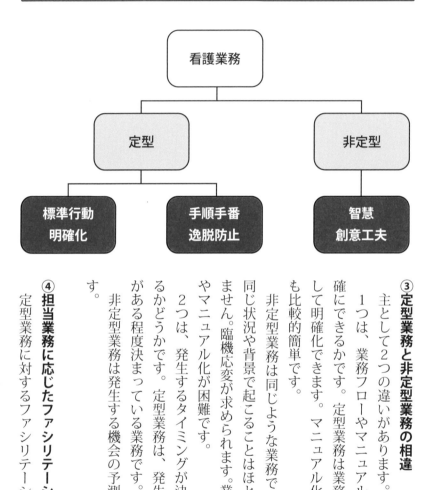

定型業務に対するファシリテーションは異なります。

定型業務に対するファシリテーションの肝は、標準行動を明確化することです。そのうえで、手順・手番の逸脱を防止する必要があります。

非定型業務に対するファシリテーションの肝は、智慧です。すべての現象や現象の背後にある心的作用です。物事の筋道を立て、計画し、正しく処理していく能力のことです。そして、智慧を創意工夫に生かしていきます。

創意工夫とは、誰も思いつかなかったことを考え出し、方策をあれこれ考えることです。

6 新人看護師の育成

看護管理者の行うファシリテーションの手始めは新人育成ではないでしょうか。新人を仲間として迎え入れることは看護管理者の行うファシリテーションの一丁目一番地です。

新人看護職員研修ガイドライン（平成23年2月 厚生労働省）を添付します。

ガイドラインにある「新人看護職員を支える組織体制の例（1〜4）」を引用します。

【新人看護職員を支える組織体制の例】

(1) 名称：プリセプターシップ

【定義】

新人看護職員1人に対して決められた経験のある先輩看護職員（プリセプター）がマンツーマン（同じ勤務を一緒に行う）で、ある一定期間新人研修を担当する方法。この方法の理念は、新人のペースに合わせて（self-paced）、新人自らが主体に学習する（self-directed）よう、プリセプターが関わることである。

【適用】

新人看護職員が臨床現場に出てすぐなど、ごく初期の段階で用いるのが効果的である。プリセプターは自分の担当する患者の看護ケアを、担当の新人看護職員（プリセプティー）とともに提供しながら、仕事を通してアセスメント、看護技術、対人関係、医療や看護サービスを提供する仕組み、看護職としての自己管理、就業諸規則など、広範囲にわたって手本を示す。

(2) 名称：チューターシップ（エルダー制）

【定義】

各新人看護職員に決まった相談相手（チューター）を配置し、仕事の仕方、学習方法、悩みごとなどの精神面、生活など広範囲にわたり相談や支援を行う。


【適用】

決められた相談相手がいることは新人看護職員にとって心強いとの評価であり、新人看護職員研修期間を通じてチューターを配置することが望ましい。この方法では、日々の業務における実践的指導ができないため、新人と先輩がペアで患者を受け持つ方法とを組み合わせることが多い。

(3)　名称：メンターシップ

【定義】

メンターは、新人看護職員を援助し、味方となり、指導し、助言し、相談にのる役割である。通常、直接的な実地指導者として関わることはなく、支援者的役割を果たす。

【適用】

メンターは中長期的なキャリア支援、動機付け、よき理解者として関わりながら、人間的な成長を支援する役割があるので、新人看護職員研修後期以降の支援者としてふさわしい。

(4)　名称：チーム支援型

【定義】

特定の指導係を置くのではなく、チームで新人看護職員を教育・支援する方法である。

【適用】

新人看護職員1人に1人の指導者をつけずに、チームに参画しながら新人を教育・支援する。チーム内でそれぞれのメンバーが得意分野を指導するように役割の分担がなされている。

1. 新人看護師を育成する際の看護管理者の役割

看護管理者は人材を育成する役割および看護組織を維持し促進する役割があります。

①人材を育成する役割

人材を育成する役割の典型としては、前述した新人看護師育成のとおりですが、改めて以下の4つを掲示します。

【新人看護職員を支える組織体制の例】
（1）プリセプターシップ
（2）チューターシップ（エルダー制）
（3）メンターシップ
（4）チーム支援型

②看護組織を維持し促進する役割

看護管理者が看護組織を維持し、成長を促進する役割を担う目的は、組織の持続的成長です。そのための使命は2つあります。

1つは、安全の追求です。安全を確保することは看護業務の全てに優先する課題です。看護管理者が率先して安全を追求する行動が求められます。

2つは、看護品質の維持向上です。看護品質を維持するためには、手順、手引きそして約束事どおりに看護業務を推進することです。手順、手引きそして約束事などに対する逸脱防止が看護管理者の重要な役割です。

7 職場の看護活動を促進し、スタッフの相互理解を促すのがファシリテーターとしての看護管理者の役割

管理者の行うファシリテーションとは、看護組織における知的創造活動であり、スタッフに対して支援・促進型影響力を行使することです。

スタッフの相互理解を促し、合意形成し、問題解決を促進する活動をファシリテートすることとは看護管理者の役割です。ファシリテートとは、「促進する」「容易にする」「助長する」ことです。

(1) ファシリテーター

ファシリテーションをファシリテートする人を「ファシリテーター」(facilitator)といいます。

ファシリテーターには、「看護活動を促進し、容易にし、助長するとともに、スタッフの相互理解を促し、合意形成し、問題解決を促進する活動を支援する」使命があります。

ファシリテーターとして、**「看護活動を促進し、容易にし、助長し、スタッフの相互理解を促し、合意形成し、問題解決を促進する活動」を実践すること**になります。

看護管理者のファシリテーターとしての役割は、①望みを顕在化させて、②改善活動を支援し、③到達目標を達成させることです。看護管理者はファシリテーターとしても有能であるこ

と、このことは看護管理者の「あるべき姿」としてあたり前のことです。

（2）看護管理者に求められる能力

概念化能力（コンセプチュアルスキル）なくして看護管理者はできません。看護管理者には看護理論や看護行為等専門的能力は不可欠です。しかしながら、概念化能力と専門的能力（テクニカルスキル）が高ければ専門性が高い管理者として評価されるかも知れませんが、それだけではスタッフから敬愛される看護管理者にはなれないでしょう。

①人間関係を構築する能力は看護管理の芯

人間関係能力（ヒューマンスキル）なくして看護管理はできません。看護管理には人間関係能力が必須です。看護は人間が人間に行う行為ですから、人間関係能力は全ての看護師に欠かせない能力ですが、看護管理者には更なる質の高い人間関係能力が求められます。

②人間関係能力の1つがファシリテーション

人間関係能力の主要なものの1つがファシリテーションです。ファシリテーション能力が乏しいと人間関係能力の質が悪くなります。有効なファシリテーション能力を発揮することが人間関係能力を高め、看護能力を向上させます。

（3）看護管理を遂行するための管理能力

看護管理者の使命のうち、最も重要なものは組織貢献です。組織貢献するために必要となる能力が管理能力です。組織管理には3つの能力が必要です。専門的能力、人間関係能力および概念化能力の3つです。

①専門的能力

専門的能力は、「テクニカルスキル」ともいいますが、看護行為が典型です。実際に業務を行うために必要なスキル、知識、思考力といったものが専門的能力です。自分が関わる組織の専門分野の業務を、満足に動かしていくための機能的かつ専門的なスキルです。

②人間関係能力

人間関係能力は、「ヒューマンスキル」ともいいますが、人間的な魅力を土台にした能力です。リーダーシップ、コミュニケーション、ファシリテーションなど「人」に関係する能力のことです。能力や個性が異なる多くの人から「心からのイエス（納得）」を得られることができる能力です。

③概念化能力

概念化能力は、「コンセプチュアルスキル」ともいいますが、看護理念、看護方針、意思決定、方針の実行などに関わる能力です。組織管理には必須の能力です。

（4）管理階層による管理能力

専門的能力、人間関係能力および概念化能力は、組織を動かすための管理階層の違いからそれぞれの管理階層によって発揮する比率、ウェイトが異なります。

①看護部長

看護組織の最高責任者としての役割から専門的能力に比し、概念化能力を発揮する比率が高くなります。

②看護師長

看護師長は、臨床を管理しつつ組織を管理する役割ですから、概念化能力と専門的能力の均衡が求められます。

③看護係長・看護主任

現場を動かしているスタッフが行う臨床業務に関わる管理を担当しますから、臨床に一番求められる能力である専門的能力の比率が高くなります。

④看護管理者全てに必須の能力

リーダーシップ、コミュニケーション、ファシリテーションなど「人」に関係する能力は管理階層によって異なるものではありません。全ての看護管理者にとって、「人間関係能力」は必須です。

人間関係能力の主要なスキルであるファシリテーションスキルは、看護管理にとって重要な役割を担うスキルです。

管理管理者として必要な能力

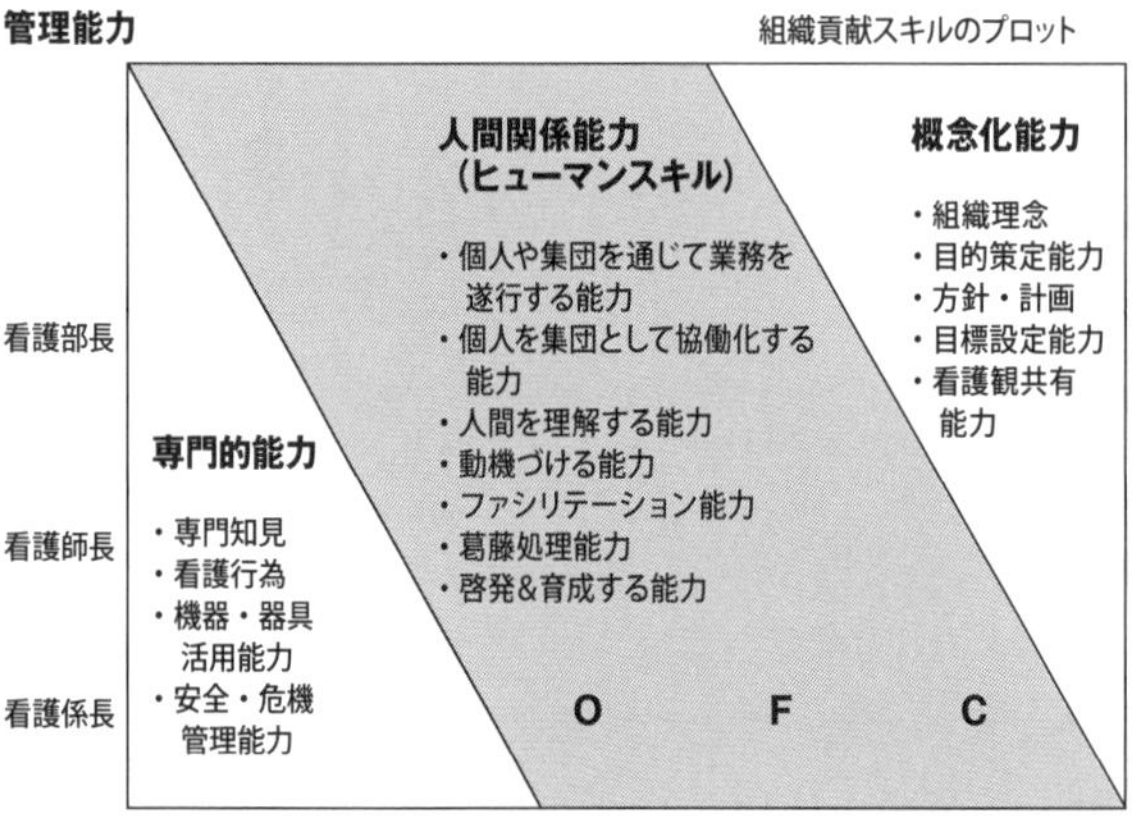
管理能力
組織貢献スキルのプロット
看護部長
看護師長
看護係長
専門的能力
・専門知見
・看護行為
・機器・器具
活用能力
・安全・危機
管理能力
人間関係能力
（ヒューマンスキル）
・個人や集団を通じて業務を
遂行する能力
・個人を集団として協働化する
能力
・人間を理解する能力
・動機づける能力
・ファシリテーション能力
・葛藤処理能力
・啓発＆育成する能力
O F C
概念化能力
・組織理念
・目的策定能力
・方針・計画
・目標設定能力
・看護観共有
能力

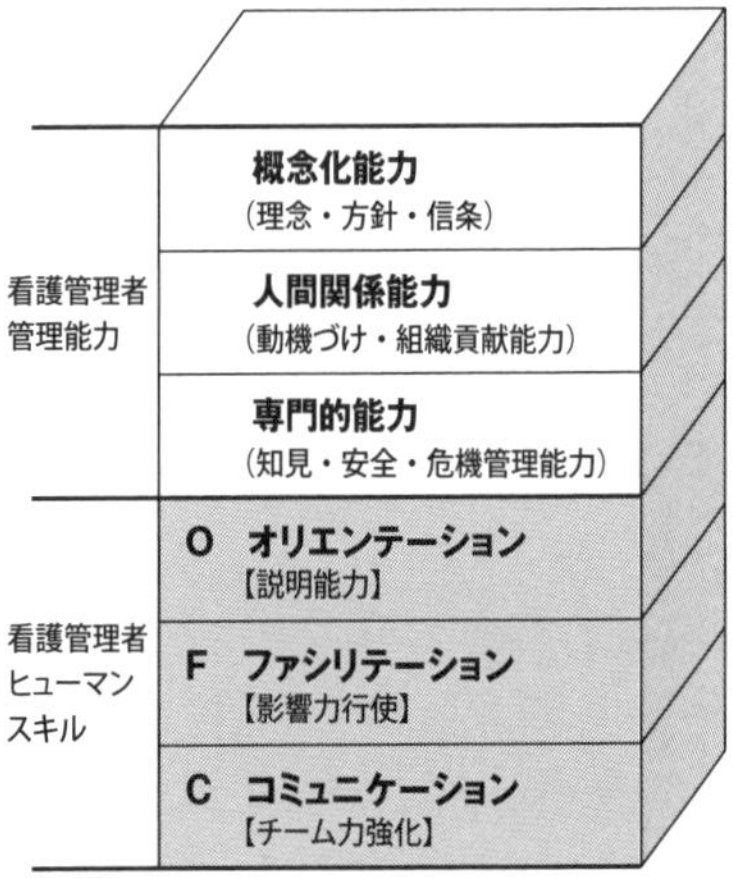
看護管理者
管理能力
概念化能力
（理念・方針・信条）
人間関係能力
（動機づけ・組織貢献能力）
専門的能力
（知見・安全・危機管理能力）
看護管理者
ヒューマン
スキル
O オリエンテーション
【説明能力】
F ファシリテーション
【影響力行使】
C コミュニケーション
【チーム力強化】

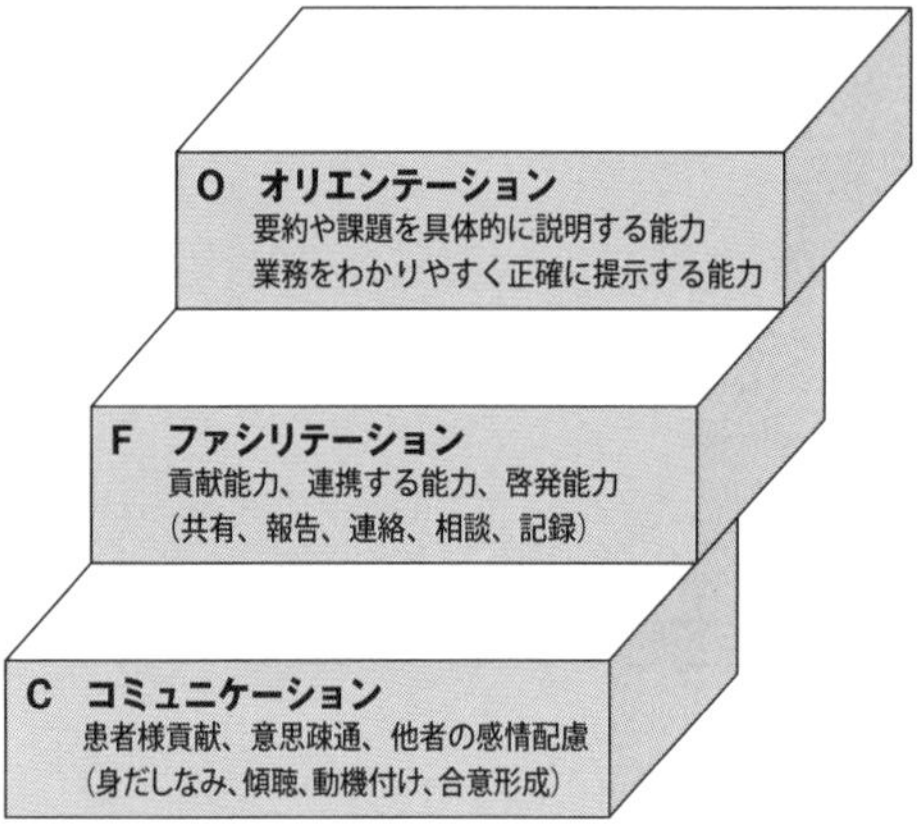
O オリエンテーション
要約や課題を具体的に説明する能力
業務をわかりやすく正確に提示する能力
F ファシリテーション
貢献能力、連携する能力、啓発能力
（共有、報告、連絡、相談、記録）
C コミュニケーション
患者様貢献、意思疎通、他者の感情配慮
（身だしなみ、傾聴、動機付け、合意形成）

パート2

人が育つ看護現場を作るファシリテーションスキルの活用法

1 「してはいけないことをしない」人を育てるためのファシリテーションスキル

看護管理者がスタッフに行う看護基礎教育や臨床教育の良否には、看護管理者の教えるスキルが問われます。教えるスキルが不足としていると効果的な教育にはつながりません。

看護管理者の教えるスキルのうち、もっとも重要なことはスタッフの主体的な学びを引き出すことです。看護管理者の権能である、「指示命令」一本槍ではスタッフの主体的な学びを引き出すことは困難です。

そこで、看護管理者として、教えるスキルに関するファシリテーターとしての役割が課題です。看護師の成長は理論の学びと看護実践体験によるところが多いとしても、成長の里程標である学びのガイドラインがあるとないとでは大違いです。成長の里程標である学びのガイドラインの典型が「クリニカルラダー」です。

1．学びのガイドラインとは「してはいけないことはさせない」ということ

学びのガイドラインとは、「結界」と「手招き」ではないでしょうか。

結界は、修業のために一定のエリアを区切ることです。仏教では、入ることが許されない区

切られた空間領域のことを指します。神社などの境界線として境内に鳥居、しめ縄、段差や扉などを設けます。つまりは、してはいけないことはさせないということです。

手招きは、手先を上下に振り、こちらへ来るように合図することです。つまりは水先案内や道先案内です。水先案内は、船舶の運航時に乗組員に適切な水路を教えるとともに、そのための操船を指示することです。道先案内は、路を先導して行く先を示すことです。手招きには、合図の送り方、教え方、示し方の適切さが求められます。

2. スタッフを教え、導くためには的確な「手招きと合図」が必要！

手招きとは教えを導くことです。手招きには、合図の送り方、示し方の適切さが必要です。ここがファシリテーションスキルの適切さに通じます。合図の送り方および進むべき路の示し方が教え方のポイントになり、スキルアップのコツにもなります。

合図とは互いの約束にもとづいて、ある事柄を知らせることやその方法のことです。寄り添った合図が必要です。

教え方の基本に「講義→演習→テスト→宿題」というプロセスがありますが、これは集合研究には適していても、ファシリテーションスキルとしては更なる工夫が求められます。

例えば、患者様の急変対応の仕方です。

「キャッチできた情報は？」

「何を意識すればもっと情報が得られるかな？」

「どのような徴候が見られたかな？」

など質問を投げ掛けて、スタッフの経験知や知識を引き出します。

「患者様に何となく情報を取りに行っていた」ではなく、「確認すべき項目を頭に入れて、短時間で情報を得られるようになった」というふうに導くことが必要です。

スタッフの学びの深まりを促すためのスキルが、ファシリテーションスキルです。

3．あたり前の挨拶があたり前にできる人だけが、仕事で成功を手に入れられる

挨拶に始まり挨拶に終わる。求道をはじめとする精神・あり方について、作法を守り、また相手への敬意を示すことが、何よりも重んじられるべきである、ということを述べた表現です。例えば、剣道の基本的な考え方は、礼儀・礼節をもって試合に臨むことは勝敗よりも重要であるというものです。人間関係は礼に始まり、礼に終わるともいいます。

挨拶ができない人物には担当を任せたくない。これは管理者だけではなく、患者様の声です。専門職である前に一人の人間であれ。この言葉は、全ての職業人、全ての医療職に当てはまりますし、この言葉を実践する人物が仕事で成功を手にすることができます。

デール・ブレッケンリッジ・カーネギー（1888年11月24日～1955年11月1日）というアメリカ人がいました。作家で教師にして、自己啓発、セールス、企業トレーニング、スピーチおよび

対人スキルに関する各種コースの開発者でした。
以下は、いずれも、デール・ブレッケンリッジ・カーネギーの言葉です。

「人は誰でも、他人よりも何らかの点で優れていると考えていることを忘れてはならない。」

相手の心を確実に掴む方法は、相手が相手なりの重要人物であるとそれとなく、あるいは心から認めてやることである。

「深い思いやりから出る感謝の言葉をふりまきながら日々を過ごす。」

これが友を作り、人を動かす妙諦である。

「次の6つの心得を守れば、礼儀正しさの習慣を身につけることができる。
・相手の話には熱心に耳を傾ける。
・相手の話に口をはさまない。
・初対面の人の名前はすぐ覚えて、できるだけ使う。
・もし相手の言い分が間違っていても、そっけなくやりこめるのはよくない。
・自分のほうが偉いといった態度を見せない。
・自分の考えが間違っていれば、素直に謝る。」

「恨みを抱くな。大したことでなければ、堂々と自分のほうから謝ろう。」

頑固を誇るのは小人の常である。

にっこり握手して自分の過ちを認め、いっさいを水に流して出直そうと申し出てこそ、大人物である。

「笑顔は1ドルの元手もいらないが、100万ドルの価値を生み出す。」

デール・カーネギー著『人を動かす』PART2「人に好かれる六原則」は、①誠実な関心を寄せる、②笑顔を忘れない、③名前を覚える、④聞き手にまわる、⑤関心のありかを見抜く、⑥心からほめる、とある。

仏教の教え（大無量寿経）にファシリテーションに通じる用語がある。和顔愛語先意承問（わげんあいごせんいじょうもん）である。和やかな顔と思いやりの言葉で人に接する。そして、先に相手の気持ちを察して、相手のために何ができるか自分自身に問いただす、という意味である。

2 スタッフを育成するためのファシリテーションスキルの使い方

1．育成の基本は「やる気を引き出す」こと

「明日はなんとかなると思う馬鹿者。今日でさえ遅すぎるのだ。賢者はもう昨日済ましている。人は現実からしかスタートできないのだから」（クーリー　社会学者）

看護管理者の行う育成の基本はスタッフの学ぶ意欲を高めることです。学生の学びは「学習」ですが、専門職の学びは、真似て学び、経験することによって更なる学びを得るという「学修」です。

看護管理者の育成の基本はスタッフのやる気を引き出すことです。

そのためには、自立、自主、自己管理を促すこと、要は、スタッフの「やる気」を引き出すことがファシリテーションです。

ポイント　**▼やる気を引き出すことがファシリテーション**

2. 立場を明確化する

「未来を語る前に、今の現実を知らなければならない」（ピーター・ドラッカー　経営学者）

立場が人を作ります。地位が人を作ります。

立場には当事者と傍観者があります。当事者意識は、自分が物事に対して「直接関係している」意識を持って取り組むことです。

当事者意識は、問題やテーマに対して、「自分が解決する。自分が行動する」という意識です。「誰かが解決してくれる。やってくれる」という「他人ごと」は傍観者意識です。

看護管理者とスタッフの立場では決定的な立場の違いがあります。看護管理者は、意思決定をする立場です。スタッフは業務をする立場です。看護管理者は業務を行っているスタッフを支援すること、スタッフは看護管理者の意思決定に必要な素材や情報を提供すること、立場を弁えた行き来がファシリテーションです。

ポイント ▼**相手の立場を理解したコミュニケーションの実践がファシリテーション**

3. 役割の認知

①役割

「下足番を命じられたら、日本一の下足番になってみろ。そうしたら、誰も君を下足番にしておかぬ」（小林一三　阪急阪神東宝グループ創業者）

役割とは、役を割り当てること、その割り当てられた役です。

人間が社会生活を円滑に行うため、対人交渉の場面において、2つの枠組みがあります。1つは、自分で自分に課したり、自ら役割を受容する枠組みです。役割認知といいます。2つは、他人から期待されたりする枠組みであり、役割期待ともいいます。

この2つの枠組みには、多くの場合にズレが見受けられ、そのことが人間関係に微妙な影響を与えたり、問題を投げかけたりします。

ファシリテーションは、2つの枠組みのズレを補正し、修正することです。そこで必要になるのが看護管理者の権限と責任です。

②権限

権限は、正式または公的に行為し得る権利の範囲です。法規上の職権として、法律や契約で認められて、行い得る権能の範囲も権限です。

ファシリテーションでは、権利濫用や権限逸脱など権限外行為が最も良くないことです。濫用は、権限・裁量の範囲内であっても目的などに照らし不適切なものです。逸脱は、裁量の範囲外のものです。権限外行為の典型が「ハラスメント」です。

看護管理者は、管理手法からもファシリテーションスキルからもハラスメントは厳禁することです。ハラスメントと思われがちなことも排除する必要があります。

③責任

責任は、人や団体のなすべき務めです。自身が引き受けなければならないものです。人間の行為が自由な行為であり、その行為の原因が行為者にある場合に、行為ならびに行為の結果に関して、責任が行為者に帰せられます。責任は英語ではリスポンシビリティ responsibility です。他人に応答する責めを負うことが原義です。

3 人が育つ〝権限委譲〟の注意点

権限委譲とは、上司が持つ業務上の権限の一部を部下に委譲することです。権限委譲は、「エンパワーメント」（empowerment）や「デレゲーション」（delegation）ともいいます。

エンパワーメントは看護管理の質を高めることもできますし、ファシリテーションからしても効果がありますが、留意することがあります。

①権限委譲と責任

看護管理者がスタッフに権限を委譲はできても、責任は委譲できません。**すべての責任は看護管理者にあります。**

まず、権限委譲をなぜ行うのかです。看護組織における生産性の向上などが期待できますが、ファシリテーションからするとスタッフの自立化促進です。徐々に任せていくことによって、スタッフは少しずつ成長を実感することができるでしょう。

スタッフの成長に応じて、スタッフから提案をなされるでしょうし、看護管理者の期待した行動どおりに変容することもあるものです。看護管理者がスタッフに権限委譲をすることで、看護管理者から認められているという思いになり、自己肯定感が上がるものです。

②権限委譲の利点

権限委譲の利点は主として3つです。

1つは、意思決定時間の短縮です。

2つは、スタッフの能力開発です。スタッフ自ら難しい課題を解決し、目標を達成する過程で潜在的な能力が顕在化するなどというものです。

3つは、看護業務の質向上です。改善活動や危機管理対策などが図られることなどから質の向上につながります。

権限委譲の3つの利点

▼意思決定の時間が速くなる・スタッフの能力開発に役立つ・看護業務の質向上が期待できる

③権限委譲の欠点

権限委譲には困ったことが起きてきます。それは4つあります。

1つは、権限委譲したスタッフに見合った能力が備わっていないことなどから、意思決定のミスが起こるということです。その結果、スタッフが自信喪失しかねません。

2つは、目的の乖離です。看護管理者から押し付けられたなどと感じてしまうことがあります。

3つは、看護管理者とスタッフ間の感情のもつれによる人間関係の悪化です。楽をしたいから権限を回してきた、手抜きをしているなどと思うスタッフもいます。

4つは、スタッフが意思決定の手順を変えたり、加除する、などから判断に誤りが生じかねません。

権限委譲のマイナス点

▼意思決定のミス・目的の乖離・判断視点の矮小化・人間関係の悪化、などなど困りごとの増大

④権限委譲の欠点を補うためのファシリテーションスキルの活用法

権限委譲につきまとうデメリットを回避するために欠かせないものが、ファシリテーションです。欠点を補うためには、次の3つのファシリテーションスキルを活用して、権限委譲の欠点を発生させないだけではなく、権限委譲の利点を活かすことが必要です。

1つは、**モチベーション**です。

要は任せ方です。どのように任せれば、スタッフが自主的になるかです。スタッフの経験知や能力などに応じて、なぜ任せるのか、どのような成果を期待しているのかを説いて納得を得ることが欠かせません。権限委譲する業務の内容を伝えるだけの権限委譲では上手くいきません。

つまりは、権限委譲をする際のインフォームドコンセントが必要なのです。説明し、説得し、理解を促進させ、納得を確認して、合意を得るというステップが必要になります。インフォームドコンセントはファシリテーションスキルの典型です。

2つは、**リスクヘッジ&マネジメント**です。

権限委譲した業務には失敗や遅れが生じると認識し、想定しておくことです。未経験の業務を任せる場合には、困ったことが起こるものです。困ったことが起こらないように事前に手を打ち、困ったことが起こったときの解決策を考えておきます。

リスクヘッジ&マネジメントをしないで、失敗を詰《なじ》るのは下策です。責任を負うのは看護管理者です。

3つは、**相互理解&合意形成**です。

要は、看護管理者とスタッフの信頼関係の構築です。そのためには、何よりも看護理念（ビジョン）や看護方針（ミッション）の共有化です。そして、権限委譲にともなう役割認知です。

3つのファシリテーションスキルの活用　**▼モチベーション・困ったときの解決策を想定・相互理解&合意形成**

⑤ファシリテーションスキルを活用する際の留意点

円滑な権限委譲を行うためには〝業務過程を小分けすること〟です。業務過程に応じたファシリテーションの登場です。

業務過程を小分けにするためには、

・業務の明確化

・業務目標の共有

・観察の仕方

・評価の方式

それぞれを工夫します。

特に、観察の仕方および評価の方式には工夫が必要です。

観察の仕方とはモニタリングともいいます。モニタリングは、監視、観察、観測のことです。対象の状態を継続または定期的に観察し記録します。

観察の視点は、情報に間違いがないか、意図を正確に把握できているか、看護品質に問題がないかです。

評価とは、看護組織を構成するスタッフの特定期間の業務成果や過程を、一定の基準により判断することです。スタッフに評価の対象を明示し、評価の結果をスタッフに対してフィードバックします。

⑥評価する

「失敗する人には二種類ある。考えたけれども実践しなかった人と、実践したけど考えなかっ

た人だ」（ローレンス・ピーター　教育学者）

評価のことを「アセス（assess）」ともいいますが、アセスは、物事の価値や効果などの程度を「評価する」ことであり、よく考えて、または調査などをしてから決めるという意味合いがあります。

評価は2つに大別することができます。

1つは、evaluateです。値踏みすることです。

2つは、valueです。尊ぶ、貴ぶことです。

評価は値踏みですが、人間性を尊ぶことなくして良い効果は生まれません。値踏みとは、物や人に対して価値をつけることです。看護管理者は、スタッフの能力や人間性の値踏みができないようでは務まりません。

肝心なことは好き嫌いで評価をするのではなくて、看護業務が活性化したときは高い評価を、看護業務が停滞しているときは低い評価をするというように、看護業務に連動した評価をすることです。

4 人が育つ環境づくりのポイント

「人が習慣を作り、習慣が人を造る」（ジョン・ドライデン　詩人）

より良き看護品質にするための環境を作るとか、職場環境を向上させることで良い人間関係を作るとか、メンタルヘルス不全者の発生を未然に予防する環境づくりを進めるなどです。スタッフを育てるための環境づくりか、スタッフが育つための環境づくりか、どちらに力点を置くかです。

看護管理者の本務である管理からすると、「スタッフを育てるための環境づくり」が必要です。看護管理者のファシリテーションとしては、「スタッフが育つための環境づくり」が視点になります。

看護管理者の本務からすると、指揮命令権を活用してスタッフを育てる術が必要です。看護管理者のファシリテーションとして、スタッフが育つための環境づくりとしては、育つためのスタッフの自発性が欠かせませんので、看護管理者の役割は悪い環境を断ち切ることです。悪い環境は看護管理者が手を打ってこなかった結果です。

人が育つための環境づくりのポイント　**▼悪い環境を断ち切る**

1．人が育たない要因があるとスタッフは成長しない

「多くのことをなす近道は、一度にひとつのことだけをすること」（モーツァルト　作曲家）

問題解決に当たり、実行可能な行為の中から最適と思われるものを選択することを意思決定といいます。意思決定スタイルとして、「トップダウン」「ボトムアップ」があります。どちらの方式を採用したほうが看護組織や看護チームの成長に役立つかです。トップダウンとボトムアップを組み合わせて意思決定をする方式もあります。

看護管理者に求められる意思決定は、「看護管理」と対象を特定する「看護実践」に区分することができます。

①看護管理の意思決定の効果を高める方法

看護管理の意思決定の効果を高めるためには、３つの施策が必要になります。

１つは、看護管理に必要な情報ができる限りリアルタイムで、簡便なツールによって看護管理者に集中する「しくみ」を作ることです。

２つは、事実とデータを重視することです。断片的な情報では的確な意思決定は困難です。思い付きや思い込みによって意思決定をすることは看護組織をミスリードしがちです。

３つは、システム思考です。システム思考はシステムシンキングともいいますが、複雑な状

況の中で、視野を広げて、様々な事象のつながりや背景である影響関係を認識して、根本的かつ本質的な問題解決のために働きかける思考です。

②メソッドやツール

問題を解決するためのメソッドやツールです。体系的な方法や方式のことをメソッドといいます。ツールとは、プログラム作成に補助的に用いられるプログラムのことでもありますが、元来は、道具、工具、用具、手段などのことです。

看護管理にはレバレッジが不可欠です。レバレッジの「レバー」は、てこ（梃子）のことであり、レバレッジは梃子作用、つまり、支点を中心とした回転運動による「てこの原理」です。

③看護実践管理

看護実践管理は看護管理者の最も重要な役割ですが、看護実践管理に当たっては患者情報の管理と分析が欠かせません。患者情報を適切に管理し、分析することなくして的確な意思決定はできません。

看護実践管理のために必要となるメソッドとしては、クリティカルラダーによる管理、PDCAサイクルによる管理、患者に対する看護計画による管理などがあります。

クリティカルラダーは、「看護の質の向上」が目的です。看護師一人ひとりが臨床における看護実践能力を高められるよう支援していくメソッドです。看護実践能力は、基礎教育で学習する知識・技術をもとに、臨床で経験する経験知を積み重ね、レベルⅠからレベルⅣへと看護実践能力を高めていくものです。

ＰＤＣＡサイクルは、管理業務や品質管理の効率化を目指すツールです。計画から改善までを1サイクルとし、何度もサイクルを回し続けて精度を高めます。計画（plan）、実行（do）、評価（check）、改善（act）の循環であるＰＤＣＡサイクルは、周期が短かければ短いほど価値や精度が高くなります。

ＣＲＭ（Customer Relationship Management）は、顧客（患者）関係管理です。患者と良好な関係を築くことが目的です。ツールを活用して、患者の個人情報や治療履歴、問い合わせ履歴やアンケート結果などを一元管理します。異なる部署間で患者情報の共有が容易になります。

④育たない原因

上記①②③は育てる、あるいは育つための視点ですが、改めて育たない原因を考えてみましょう。

スタッフが育たない原因としては、スタッフ自身の課題もあるでしょうが、実は看護管理者の意思決定方式に課題があることが多いのです。

例示すると、

・看護管理者の意思決定方式に課題がある

・意思決定が看護管理者の意向次第である
・スタッフの意見を押さえ込む
・スタッフにイエスマンを求める
・スタッフが看護管理者に依存している

などということが原因です。

これらを解決するためには、看護管理者としてファシリテーションスキルを高め、対応することが有効です。

つまりは、

・看護管理者の意思決定方式の改善
・意思決定を看護管理者の意向次第ではなくスタッフにも参画させる
・スタッフの意見を押さえ込まない
・スタッフにイエスマンを求めない
・スタッフが看護管理者に依存しないようにする

ことです。

人が育たない職場の管理者の特徴

▼管理者意思決定方式に課題↓意思決定は管理者の意向次第↓スタッフの意見を押さえ込む↓スタッフにはイエスマンを求める↓スタッフが管理者に依存

5 「人が育たない悪循環」を断ち切る

「待っている人達にも何かが起こるかもしれないが、それはがんばった人達の残り物だけである」（エイブラハム・リンカーン　アメリカ合衆国大統領）

悪循環とは、ある事柄が他の悪い状態を引き起こし、それがまた前の事柄に悪影響を及ぼす関係が繰り返されて、事態がますます悪くなることです。断ち切るとは、一続きになっているものを分けて別々にし、分断することです。

看護管理者に求められることは、悪循環をさえぎり止め、好ましくない関係やつながりを思いきって切ることです。

悪循環に慣れっこにならないことです。悪循環をあたり前にしないことです。所詮はこんなものという諦めでは質の良い管理は期待できません。悪循環がスタッフの不安を駆り立てていることに思い至ることです。

任せない、トップだけで判断している、トップの決断に従うしかない、その結果、スタッフには不安感が生じる。こうした状態を変革することです。任せること、スタッフからの情報やスタッフの参画によった判断をする、トップの決断に共感を得る、そして、スタッフの不安を解消しつつ、好循環を作り出すことです。

1．育つ環境づくり

「行動だよ。何もしないである日突然、潜在能力は現れはしない」（勝沼精蔵　医学者）

育つ環境づくりには育つための仕掛けが必要です。スタッフの「自発、自主、自覚」を促す仕掛けです。レバレッジ（梃）は、「問いかける」、「考えさせる」、「自発、自主、自覚を促す」そして、「行動させる」です。

①活発な対話

人が集まり、人と人が本音で語り合うことです。対話は問題解決への糸口、人が成長する手始めです。諦めを望みにするための次の一手を導き出すためには対話です。

②意見具申

スタッフが詳しく申し述べることです。看護管理者に対して意見や事情を詳しく述べることです。

③委譲

看護管理者が持つ業務上の権限を部分的に部下へ委ねることです。スタッフの自己裁量で業務を行うことが可能になります。

④体験知

体験知は、実際体験してみて得た知識のことです。「理論知」と「体験知」は一致することが好ましいのですが、理論と体験は別ものということになりがちです。それゆえに、「体験学習に勝る教育なし」です。自分の体で体験し学習する構想が、フィンランドの教育制度である「Me&MyCity」です。自己決定と個性化を促進するものが現場で学ぶ体験学習です。

⑤成長実感

成長実感とは、ある期間において自分が成長したと思える感覚です。成長実感を得るためには、始まりと終わりを設定し、その差分である成長を意識することです。

スタッフが育つ環境づくりのポイント

▼活発な対話がある・スタッフの意見を採用する・任せる・成功体験がある・成長実感が得られる

2．成功体験を生かす

①成長実感

成長実感を持つことで2つの利点が生まれます。成長は、目標値に近づくために現有値を高くすることです。

利点1▼次なる成長への動機づけ

利点2▼成長へのラダーを上る

育成や育成の仕組みを梯子段や階段に模してラダーといいます。

②成功体験を活かせない理由

成長実感を持てないときには持てないなりの根拠があるものです。

根拠1▼実際に成長していない

根拠2▼成長をスタッフが認識していない

根拠3▼成長しているのに評価されない

根拠4▼業務が増えて困りものである

③3つの「ing」

「ing」の基本的な使い方は「今まさに○○している」という現在進行の意味です。

例えば、Doing、Having そして Being です。

Doing は、何をするかです。

Havingは、何を得るかです。
Beingは、どのような存在になるかです。

成功体験を活かすポイント

▼次なる成功への動機づけを行う

成功体験にならない理由

▼実際には成長していない・成長の認識がない・成長しているのに評価されない・業務が増えるばかり

パート3

看護管理者に求められる4つのファシリテーションスキル

共有・発散・収束・決定のスキルとは？

1 看護過程や看護業務をわかりやすくするための2つのポイント

看護過程は、①看護アセスメント、②看護診断、③看護計画、④看護介入（看護実施）、⑤看護評価があります。

看護業務は、看護の提供者が主体で、「何を」「どのように」すべきかを提示することです。

看護過程や看護業務をわかりやすくするためには、見える化や平易な記述など工夫が必要ですが、根本的には2つの要点があります。

第一の要点は、看護記録の適否です。

看護記録が曖昧、抽象的、事実と相違しているようではわかりやすくするどころか混乱しますし、ヒューマンエラーの要因になりかねません。そこで、「ＳＯＡＰ（ソープ）」など根拠だった記録が必要です。ＳＯＡＰとは看護記録において必要な分析手法の一つですが、Subject（主観的情報）、Object（客観的情報）、Assessment（アセスメント）およびPlan（計画）のことです。

第二の要点は、看護師の資質と能力との関連です。

看護師は国家資格ですから、看護専門職として相応しい資質と能力を有しているとはいうものの、「わかりやすい」と思うかどうかには個別性があるものですし、看護過程や看護業務に対する理解度や参画度の程度にも関わっています。

1. まずは自己効力感（＝セルフ・エフィカシー）を高める

自己効力感とはセルフ・エフィカシー（Self-efficacy）とも表現します（以下、セルフ・エフィカシー）。何らかの課題に直面した際や特定の状況において、「自分ならこれくらいできるのではないか」といった可能性を認知することです。

１９７７年にカナダ人心理学者のアルバート・バンデューラによって提唱された概念です。

(1) セルフ・エフィカシーの源泉

セルフ・エフィカシーの源泉は４つほどあります。

①成功体験

成功体験は、達成し、成功した体験のことです。「できていること」あるいは「やれていること」を認識し、セルフ・エフィカシーを得ることができます。

成功体験を使って、セルフ・エフィカシーを高めるには、少し頑張れば達成できそうな目標を立て、その目標をクリアすることが必要です。成功体験が活動への自信を高めます。その後少しずつ目標を上げていくことも可能になります。達成できそうな目標を立ててクリアし、それから少しずつ目標を上げていくこともひとつの方法です。

②代理経験

代理経験とは、他者の体験を見本にして、自分でもできるかもしれないと思える経験のことです。

代理経験を使ってセルフ・エフィカシーを高めるためには、ゴールが必要です。自分もできるかもしれないと思えるゴールです。

代理経験に必要なことは他者の成功や経験を観察すること、「モデリング」です。モデリングとは、性や年齢、健康状態や生活状況などにおいて、自分と似ていると思われる「モデル」となる人が、ある行動をうまく行っているのを見たり聞いたりすることで、〝自分にもうまくできそうだ〟と思うことです。

「モデリング」を使って、セルフ・エフィカシーを高めるには、自分と似ていると思われる「モデル」となる人物を見つけ、その人にどのようなコツやメリットが得られたかについて、聞いてみることをお勧めします。そうすることで、〝自分にもうまくできそうだ〟という「自信」を感じやすくなります。

③言語的説得

言語的説得とは、自分に能力があることを繰り返し説得されることです。「自分も成功できる」と思えるような言葉を他者から受けることです。言語的説得を使って、セルフ・エフィカシーを高めるためには挑戦することに対して、否定する仲間からではなく、肯定し応援してくれる仲間から声を掛けてもらえる環境が必要です。

④情緒的喚起

好きな音楽を聞いているときは気持ちも上がり、今ならできるような気がするといった感情や、生理的な変化が自己効力感に影響を与えるとされています。

(2) セルフ・エフィカシーを活用する

看護師の成長には、「セルフ・エフィカシー（Self-efficacy)」が必要です。

前にも述べましたが、セルフ・エフィカシーとは、何かを行うことができるという「自信」のことです。専門職である前に人間としての自信を持つためにもセルフ・エフィカシーは欠かせません。状況や場面に応じた適切な行動を行うことができるという「自信」がセルフ・エフィカシーです。

ある行動へのセルフ・エフィカシーを強く感じていると、その行動を行う可能性が高くなりますし、その行動をするために努力をします。失敗や困難があってもくじけない効力を身につけることができます。

セルフ・エフィカシーには前項のとおり4つの要因があります。

セルフ・エフィカシーを高めるために声掛けや知識が必要です。その気にさせる「声掛け」やそれを通して得られる「知識」です。声掛けと知識を「情報」としてまとめると、成功体験には行為的情報、代理体験には代理的情報、言語的説得には言葉による情報、情緒的な喚起には生理的喚起の情報ということになります。セルフ・エフィカシーのための後押し情報としては、相応しい声掛けと相応しい行為があります。

①成功体験&代理経験に必要なのは〝小さな達成感〟

成功体験と代理経験のためには、「やってご覧よ」、「やればできるから」などと声掛けして、スモールステップを体験させて、自分の力で克服することができたという実感を持たせることです。代理体験には先輩や管理者が同行して体験を積ませることです。「やってみせて」、「させてみる」ことです。

看護管理者が看護師の成長に直接的に関わる具体的行為を例示します。

「やって」は、モデルとなる看護行為を先輩や管理者が率先垂範します。

「みせて」は少なくとも3回は「みせる」必要があります。1回はともかく『見せる』ことです。2回は観察的な視点を持たせて『観せる』ことです。3回は、こういう行為ができたらいいな、看護管理者はやっぱり素晴らしいな、など『魅せる』ことです。

「させて」は行為を行わせることです。

「みせて」だけではなく「みる」ことも必要です。1回は『視る』です。視るは、視覚に限らず広く、感覚を働かせて、探りとらえることです。2回は、『診る』ことです。「診る」は、「診察」「診断」「往診」「検診」などから、看護管理者にとっては得意分野ですが、「状態を調べて判断する」ことです。3回目は、『看る』です。看るは看護管理者が最も得意とする、「看病」や「看護」ですが、世話をすることです。面倒をみること、尽力することです。

②言葉による説得

言葉による説得としては、山本五十六のメッセージがあります。山本五十六（1884年4月4日－1943年4月18日）は、日本の海軍軍人です。最終階級は元帥海軍大将、連合艦隊司令長官を務めた名司令官です。

「やってみせて、言って聞かせて、やらせてみて、ほめてやらねば人は動かじ」
「話し合い、耳を傾け、承認し、任せてやらねば、人は育たず」
「やっている姿を感謝で見守って、信頼せねば、人は実らず」
「苦しいこともあるだろう　言いたいこともあるだろう　不満なこともあるだろう　腹の立つこともあるだろう　泣きたいこともあるだろう　これらをじっとこらえてゆくのが　修行である」（山本五十六）

更に、「説得する」「励ます」「褒める」によってもセルフ・エフィカシーが高まります。「説得する」とは、よく話して、相手に納得させることです。インフォームドコンセントとして手慣れていると思います。

説得して行動させ、仕向けることがセルフ・エフィカシーとしては基本です。その他にも思いとどまらせる、慰留する、引き止める、引き留める、思い留まらせる、考え直させるなども説得することです。(「言葉による説得」の表、参照)

言葉による説得

意義	行為(スキル)
説得し納得させる	**勧説**…何かを試みるように口で勧めること。 **説諭**…教えさとすこと。悪い点を改めるように、よく言い聞かせること。 **切言**…心をこめ言葉を尽くして相手を説得すること。相手のために熱心に説くこと。
仕向けてその気にする	**勧誘**…ある事をするように勧め誘うこと。 **説き落とす**…行動をとらせるように仕向ける。説落す、くどき落とす。 **説伏する**…相手によく説明して、自分の考えや意見を理解させる。 **説付ける**…じっくり説明して自分の考えを相手にわからせる。 **頷(うなず)かす**…行動をとらせるように仕向ける。 **説き勧める**…説明してすすめ合点を得る。
行動を起こさせる	**訓誡(くんかい)**…物事の理非・善悪を教えさとし、いましめること。 **勧誘**…ある事をするように勧め誘うこと。 **教誨(きょうかい)**…教えさとすこと。 **戒(かい)**…事のおこる前に用心する。悪いことが起こらないように注意を与えること。 **誡(かい)**…行動について注意を与えること。 **訓誨(くんかい)**…教えさとすこと。 **教戒(きょうかい)**…教えいましめること。 **鼓舞(こぶ)**…励ましふるい立たせること。
支持する	**動かす**…他の位置に移したり、占めていた位置を変えたりする。配置や地位などを変える。 **支持する**…ささえること。持ちささえること。ささえつづけること。 **納得させる**…理解してもらい、同意してもらうこと。

２　ファシリテーションを活用して看護過程や看護業務をよりわかりやすくする

看護過程や看護業務をわかりやすくするためにはファシリテーションは有効です。そもそもファシリテーションは、プロセスまたはアクティビティが発生しやすくするために有効です。ファシリテーションは、集団活動を生み出すためにチームワークを促進し、個人プレーでは決して作れない成果を生み出すための技術です。

（1）良きファシリテーターであれ

ファシリテーションをする人をファシリテーターといいます。集団活動を容易にするために、仕切る人がファシリテーターです。

ファシリテーションによって得られる効果には次のようなことがあります。

①生産性の向上

より多くの意見が出され、付加価値の高い成果を生み出しやすくなります。

②カンファレンスなどの時間短縮

話題やテーマから逸れて、収束しないという事態を防ぐことによって所要時間が減ります。

③看護過程や看護業務に「ネクストアクション」と「コンテキスト」を取り入れる

看護過程や看護業務に「ネクストアクション」と「コンテキスト」を取り入れるということは、要は「誰が」「何を」「どうするか」を共有し、看護実践することです。次に何をするかをネクストアクションといいます。コンテキストとは、業務の流れ、前後関係、事情、背景、状況などのことです。

例えば、患者の意図や状況、環境などの総体を表すことや、同じ処理でも状況に応じて行為などが異なる場合に、選択基準となる判断材料や条件などを指します。「ネクストアクション」と「コンテキスト」によって、看護過程や看護業務の整理がより容易になるだけでなく、看護の質と量を改善することができます。

④スタッフのモチベーション向上

話しやすく、居心地のいい雰囲気を作ることによって、スタッフのモチベーションを向上させることができます。

⑤チームワークの向上

スタッフが協力しながら進められるルールづくりや仕掛けなどを、適切に取り入れることによってチームワークを向上させることができます。
上記のような効果を促進するために、良き看護管理者は良きファシリテーターであれということです。

(2)〝予測できない時代〟に生きている

今やＶＵＣＡワールドの時代です。ＶＵＣＡとは、Volatility（変動制）、Uncertainty（不確実性）、Complexity（複雑性）、Ambiguity（曖昧性）の頭文字をとった造語ですが、**予測できない状況**のことです。

元々はアメリカ軍で使われ、２０１６年の世界経済フォーラム（ダボス会議）でＶＵＣＡワールドとして使われたことで有名になりました。世界は予測不可能な状態にあります。感染症対策、大規模自然災害への対応など経験のない局面への対応に迫られています。不確実性や複雑さを更に加速化する要因が、超高齢化や人口減少、異常気象などです。

看護界も他人ごとではありません。健康で豊かな生活を後押しし、病苦を措置していくためには、公的施策に頼るだけでなく、看護部門自らが発生リスクを判断し、主体的に変化し続けることが求められています。

①疫学的なリスク

ＳＡＲＳ、鳥インフルエンザそしてコロナ禍です。病院経営に大きな影響を与えています。

②イノベーション

イノベーションも、ＶＵＣＡワールドを加速化させる要因のひとつです。情報通信技術の影響は全産業、全業種、医療界にとってもも避けることはできません。

変化が激しく、先を見通せない環境下にあります。

しかしながら、院長や看護部長など医療機関のトップにいるリーダーが、必ずしも答えを知っているわけではありません。明確な答えのない中で、スタッフぐるみで知恵を出し合い、チーム活動を促進していく必要があります。そのためのスキルとしてファシリテーションのスキルは重要です。

(3) 良きファシリテーターになるために必要なこと

ファシリテーションにはファシリテーションに有効なスキルが必要ですが、ファシリテーションのマインドも欠かせません。看護管理者には指示命令型（トップダウン型）を得意とするタイプもあるでしょうし、ファシリテーションが苦手なタイプもあることでしょう。

確かに、ファシリテーションは向き不向きがあります。しかし、トップダウン型だけでは看護管理が難しい時代ではないでしょうか。

ファシリテーション型には共通する特性があります。主として４つありますが、いずれも少なからず看護管理者なら持ち合わせていることです。少し、意識することによって、看護管理者誰もが良きファシリテーターになれます。

①ポジティブな職場づくり

人はときに「ポジティブにはなれない」と思うことがあります。

たとえどんな状況だとしても不機嫌、ネガティブになることなく、積極的な取り組みができる職場づくりが重要です。そこで、看護管理者が肯定的な影響力を発揮する必要があります。

②開放的な職場づくり

提言や意見は業務改善へのメッセージです。ヒヤリハット管理にしても、ヒヤリハットの報告自体がなされないようでは手の打ちようがありません。

開放的な職場とは自由奔放な職場とは違います。世間のきまりやしきたりにとらわれないで、自分の心のままに行動することを自由奔放といいます。常軌に従わないで思いのままにふるまう様子の職場では困りものです。自由闊達な職場とも少し違います。度量が大きく、物事にこだわらず心のままに行動するさまが自由闊達です。こせこせしないで自分の思うままにふるまうようでも困りものです。

そこで、開放的な職場です。

まずは、**役割分担やシフトが適切に設定されている職場**です。スタッフの業務の負担増、看護の質の低下を招いているようでは開放的な職場ではありません。看護管理者には、スタッフの役割分担を見直し、シフトの組み換えを行い、スタッフそれぞれが従事する業務に向き合うことができる職場づくりが求められます。

そして、**申し送り等が明確な職場**です。スタッフによって異なる引継ぎを行っているために時間がかかっているようでは開放的な職場ではありません。看護管理者には、適切な申し送り事項を検討し、標準化し、申し送り等の時間を短縮することが求められています。

なぜ、開放的な職場づくりなのかです。看護管理者には「明るい」とか「オープン」な雰囲気を促進する役割があります。それは、ファシリテーターとして、管理の目的のためにはどんな意見でも受け入れる心構えが必要となるからです。

管理の目的は、**質の向上**および**量的な効率化**の2つです。

質の向上は、業務の改善活動を通じて、看護に直接関係する業務時間の割合増加や内容の充実です。量的な効率化は、業務の質を維持、向上しつつ、ムリやムダのある業務や業務量を減らすことです。

③おもしろいと感じ、知りたいと思う職場づくり

要は脳を快の状態にすることです。それにはワクワク感やプラス思考が求められます。ワクワク感があり、プラス思考の状態ではたいがいのことではへこたれません。脳が「快」の状態だとアドレナリンやドーパミン、エンドルフィンといった脳を活性化させる神経伝達物質が出て、エネルギーがあふれます。脳が快の状態ではやりがいを感じ、充実感で満たされているも

のです。

ファシリテーションを推進するためには、脳を快にするような雰囲気づくりが必要です。ファシリテーターとしてはどんな成果になるのかワクワクすることです。

④先入観に影響されない職場づくり

先入観とは前もって抱いている固定的な観念のことです。誰にも先入観はありますし、先入観の全てを払拭することなどできません。

しかし、失敗体験が思考を停止させていたり、人間関係のトラブルから、負の思い込みを形成しているとしたら、そのまま放置することは好ましくありません。スタッフが負の思い込みをしていることを知りながら、良くない状態になったときに、「まさか、そうなるとは」ではファシリテーターの役割を果たしているとはいえません。

それでは、看護管理者としてファシリテーターの役割を果たすためにはなにをするのか、どのスタッフに関わるのかです。3つほどあります。

1つは、看護管理者の経験知をスタッフに話してみることです。

2つは、スタッフとは違う価値観のスタッフを相棒に指名することです。

3つは、スタッフに多くの人との出会いが大切であると実感させることです。

3 理想の職場づくり（＝ゴール）に必要なのは目標を明確にすること！

看護管理者のファシリテーションが目指すものは何かですが、要約すると3つあります。

①自立と自発を促進する職場づくり

自立とは自分以外のものの助けなしで、または差配を受けないで、自分の力で物事をやって行くことです。自発とは外からの働きかけを受けて行うのではなく、自分から進んですることです。看護管理者のファシリテーションとしては、スタッフの自立と自発のための研鑽の場を提供しつづけることです。

②問題解決型職場づくり

問題とはあるべき姿と現状との乖離であり、解決を要する事案です。看護管理者のファシリテーションとしては、スタッフに現状と目標など、到達との隔たりを顕在化させることです。問題を端的に表現すると「困ったこと」「悩んでいること」です。困っていることや悩んでいることをスタッフ自らに明らかにさせることです。

環境が変化し、複雑化していますから一律の「正解」が存在しない事案が増しています。常に「最適解」を求めて考え続けることが必要になります。

なぜ、問題を顕在化するのかです。困ったことや悩みを持続させるためではありません。解決を要する「課題」を明確化するためです。課題とは、問題を解決するために、行動を起こすことを意志表明したものです。

問題は、主体的に解決する意志を持って行動を起こすことによって解決します。解決する意思、行動を起こすためにスタッフに意思表明をさせることが、看護管理者のファシリテーションです。スタッフに意思表明をさせることが問題解決型職場づくりの手始めです。

③手際の良い職場づくり

物事をよどみなく処理し、要領よく進行させる様などを示す言葉が、「手際の良い」です。クイックレスポンスは素早く反応することです。医療や看護にはクイックレスポンスは生命線です。

そこで、看護管理者のファシリテーションは、素早さと影響力の行使です。説得など言葉によって影響力を行使することもあるでしょうが、肝心なことは、看護管理者自らが積極的に行動に移すことです。

看護管理者に求められることは率先躬行です。スタッフの先に立って、自ら物事を実行することです。看護管理者の率先躬行によってスタッフは触発されるものです。

（1）ファシリテーションを活用する際に有効な4つのコツ

看護管理者がファシリテーションを行うに当たって必要なコツは4つあります。ゴールの明確化、雰囲気づくり、発散および合意形成です。

コツ1　ゴールの明確化

ゴールの明確化とは、到達目標を具体的かつステートメント化（文章化）し、見える化し、明らかにすることです。

ゴールの設定には2つの要素が必要です。到達する目的および得られる成果物があります。例えば、「患者様中心意識を高める」をゴール設定します。そもそも「意識を高める」ということは定性的なゴールです。物事の様子または変化などを、数字では表せない「性質」の部分に着目して分析するさまを定性的といいます。

対義語は「定量的」ですが、数字に直して分析する様を意味します。目的は定性であり、看護組織や病院ぐるみのテーマですが、目的ばかりを意識して展開すると、スタッフの心の持ちようになったりします。患者様中心意識を高めることによって、患者様からのクレーム件数が3割減になる、患者様からの提案件数が2倍になる、外来受診者数が4割増になるなど成果設定が欠かせません。「目的」と「成果物」の両方について、到達点を設定したゴールを明確にする必要があります。こうしたことも管理者が行うファシリテーションの梃のひとつです。

コツ2　雰囲気づくり

スタッフ間に心理的な対立があり、職場がギスギスした雰囲気になっている。そうした状態であるからこそ、いがみ合いを解消する必要があります。話し合いの場を確保し、互いの主張を洗い出し、解決への糸口を掴む必要があります。

管理者が行うファシリテーションの梃の一つは、スタッフの心理状況を読み取り、適切な対処法でもって職場をコントロールすることです。

コツ3　発散させる

発散とはスタッフの内部にたまったものが外部へ散らばって出ることです。仕事には適度なストレスは必要ですが、余分なストレスは発散させることです。肝心なことはスタッフにモヤモヤさせないことです。

発散は管理者が行うファシリテーションを価値づけるものです。一つ目はスタッフがアイデアを考えるための発散です。もう一つは組織全体で取り組むための発散です。一方だけでは、効果は期待できません。管理者が行うファシリテーションの梃の一つは2種類の発散を促すことです。

コツ4　合意形成

合意形成は、コンセンサスともいいます。多様な利害関係者の意見の一致を図ることです。

管理者が行うファシリテーションとしては、話し合いなどを通じて、スタッフの根底にある多様な価値を顕在化させ、意思決定において意見の一致を図ることです。合意形成を図る過程のことを合意形成過程ともいいます。

そもそもコンセンサスとは、一致した意見、総意です。コンセンサスの意味は2つあります。

1つ目は「複数の人の合意もしくは意見の一致」です。

2つ目は「根回し」です。

管理者が行うファシリテーションの梃のひとつとしては、合意もしくは意見を一致させるために、カンファレンスや業務に着手する前に複数人に承諾を得ておくなどというものです。

参考までに、合意を得る相手が複数ではなく1人の場合は、コンセンサスではなく、アグリメント（agreement）を使うこともあります。アグリメントの典型がインフォームドコンセントです。

パート3 看護管理者に求められる4つのファシリテーションスキル

4 看護管理者に求められる4つのファシリテーションスキル

看護管理者としてのファシリテーターに求められるスキルは主として4つあります。

1. **共有**
2. **発散**
3. **収束**
4. **決定**

のためのスキルです。それぞれのスキルをカンファレンスを例にして見ていきましょう。

1. 共有のスキル

場をデザインするスキルともいいます。カンファレンスの目的にそった目標を確認し、共有するためのスキルです。

カンファレンスにおける合意形成のためのルールをグランドルールといいます。全員に関するものとしては、話は最後まで聞く、発言を否定しない、スマホに触らない、聞くと同時に記録を行うなどです。

看護管理者のルールとしては、スタッフの発言を遮らない、スタッフの提言を最後まで聞き、10秒待ってから発言するなどです。ルールを作ることで、場をデザインし、共有する場づくりの基本ができます。

グランドルールを全員が守るために、カンファレンスを行っている間は紙に書いて張り出すか、モニターに映しておきます。皆が確認し、履行するために効果的です。

2. 発散のスキル

対人関係のスキルともいいます。カンファレンスのテーマによっては開始した途端、スタッフが押し黙ってしまいます。誰も話さない、遠慮し合っているのか発言がない、そんなときはどうしたらいいでしょうか。いずれは誰かが発言するだろうから待ちますか。看護管理者が口火を切ってテーマに関する話をしますか。それとも雰囲気づくりのために雑談を誘いますか。

「口火を切って」は、正しくは「火ぶたが切られました」ですが、口火とは「火縄銃の火ぶたに点火するための火」のことです。物事を始めるきっかけを作るという意味で「口火を切る」が生まれました。

スタッフ全員が意見をいいやすい環境を作るために必要なスキルが発散のスキルです。発言を促すための「発散」のつもりが、意見を否定し合っているということも少なくありません。

発散のスキルの一つがブレーンストーミングです。否定を肯定にするスキルです。ブレーンストーミングの基本中の基本は、「アイデアや意見を絶対に否定しない」ことです。そのうえで、他のスタッフの意見やアイデアに自分のアイデアや意見を加えます。

ブレーンストーミングを発散のスキルとして活用するためには、スタッフ全員が4つの約束をして、守ることです。

1つは、**アイデアを批判しない。**

2つは、**多様なアイデアを求める。**

3つは、**アイデアを組み合わせる。**

4つは、**質より量を意識する。**

発言の良し悪しを価値とするのではなく、発言の多さを価値とするものがブレーンストーミングです。

3. 収束のスキル（または構造化のスキル）

収束には3つのポイントがあります。

1つは、データです。

2つは、構造です。

3つは、分析です。

（1）データ

推理し、結論を導き出すため、あるいは、行動を決定するための事実や資料をデータといいます。

データは、事象を定量化したものです。

定量化することができるとしたらいかなるものもデータになります。

データは、「量的データ（量的変数）」と「質的データ（質的変数）」に大別することができます。

①量的データ

件数、頻度など量的変数です。単位数値で表せるものが量的データです。

②質的データ

血液型などカテゴリーで区別するものです。数値ではなく、質的変数です。「あり・なし」や「A・B・O・AB」などの文字で表わします。

③情報

情報とは、「ある目的を遂行するために必要となる知識およびデータ」です。つまりは、データを解釈した結果のことを情報といいます。

（2）構造

構造とは、いくつかの部分から全体を成り立たせる組立のことです。

物事の全体を定義して、構成要素と構成要素間の関係を整理することです。

対象が多くの要素から成り立っているときには、構造化することによって理解を促進することができます。

①同じ種類で分類する
②全体と部分の関係で分類する
③並列の関係で分類する

（3）分析

分析とは、物事をいくつかの要素に分けて、要素、成分、構成などを明確にすることです。基本的な５つの分析手法があります。

①クロス集計分析

アンケート集計などに使われている分析手法です。基本的なデータ分析手法がクロス集計分析です。データを属性別（年齢、性別、地域など）に分類して集計します。

②ロジスティック回帰分析

病気の発生確率を把握するためなどに活用していますので周知のことと思います。事象の発生確率を予測するのがロジスティック回帰分析です。データを「YES（1）」もしくは「NO（0）」で収集します。

③アソシエーション分析

大量かつ多種多様なデータを扱う場合にデータ間の相関関係を分析します。同時に起こっているデータ（共起性のあるデータ）を分析することで、隠れた関係性を発見することができます。

④決定木分析

リスクマネジメントにおいても活用している分析の仕方です。何通りかの結果を導き出す分析手法です。

樹木状のモデル図が完成するため決定木分析ともいいます。

一つの原因をもとに仮説として、「もし～だったら（If than ～）」という視点から何度も繰り返し分析をします。

原因を頂点として仮説を枝分かれさせていきます。

⑤クラスター分析

対象を類似性に着目してグループ分けし、属性を分析します。作成したグループのことをクラスターといいます。

要は、「対象をどういった基準で分類するか」です。基準を変えることで算出される結果が異なります。さまざまな結果を組み合わせて有益な情報を見つけ出すことになります。

データ分析の手順としては、次の８つのステップがあります。

Step1：目的…達成したいことを明確化する

←**Step2：課題**…解決したい課題を特定する

←**Step3：仮説**…課題を引き起こす要因を推測する

←**Step4：データ収集**…仮説を実証するために必要なデータを集める

←**Step5：分析**…集めたデータを分析する

←Step6：解釈…一元的に管理できているかを振り返る
←Step7：巻き込み…データを組織管理に活かす
←Step8：実行…決定したアクション（行動計画）を実行する

4．決定のスキル（合意形成のスキル）

いよいよ、決定のスキルあるいは合意形成のスキルです。

例えば、ブレーンストーミングを利用してたくさんの意見が出たけれども、さて、どうするか、と合意形成に悩むことがあると思います。

合意形成を円滑に行うスキルが「n／5投票法」です。出された意見の数を「n」として、一人あたり「n／5」の投票権を持ちます。

例えば、出された意見が100個あったとします。全員が20票分の投票権を持ちます。全員が投票した結果、得票数の多い順にアイデアを3から5個抽出してカンファレンスを展開します。多くの意見に対して短時間でアイデアを絞ることができます。

合意形成とは、同じ業務に携わるスタッフの意見を一致させることです。プロジェクトチームにおける決定のスキルを合意形成のスキルです。業務やプロジェクトを円滑に進めるためには欠かせないスキルです。

スタッフの意見を納得のいく形へと導く、プロジェクトにおける合意に対してメンバーとして当事者意識を持って関わってもらうなど、合意形成は看護方針を定めるとかチーム内でのミーティング、患者との対話などの場面で求められます。

合意形成を行うために肝心なことが３つあります。

情報の共有化、多様性の受容、見解の表出の３つです。

①情報の共有化

まずは、情報の共有化です。

情報はできる限り開示し、スタッフ全員で共有できるようにすることです。情報が欠けている、保有している情報に違いがあると認識に違いが生まれます。合意が得られないという結果になります。

②多様性の受容

次は、多様性の受容です。看護師同士であっても、職場の立場や育った環境や背景などによって見方や考え方が異なります。むしろ、スタッフ個々の意見や考え方が違うことは当たり前なのです。スタッフ間で「なぜそう思うのか」、「どうしてそういう考えになるのか」を考え、対話をすることで相互理解を促進します。多様性を認めることは合意形成の要点です。

③見解の表出

それから、見解の表出です。

カンファレンスやプロジェクトで議論された内容に、疑問や不満があるとしたら意見を述べる、質問することが要点です。看護管理者としては、疑問や不満が出なかった場合にスタッフやメンバーへ質問を投げかけて意見を引き出すようにします。

要は、業務やプロジェクトで問題が発生し、トラブルが起こった場合、「反対意見をいわなかった」「想定しなかった」「問題は把握していると思った」など互いに責任を押しつけ合ってしまう、「負の合意形成過程」や「葛藤を生み出す合意形成過程」を発生させないことです。

【意見を引き出す】

互いに臆することがない、互いが意見をいい合える、こうした状態を心理的安全性といいます。

心理的安全性を保持するための留意点は次のとおりです。

①発言を批判しない

②互いに人間性を尊重する
③発言機会を均等にする
④発言する恐怖を払拭する
⑤意識的に質問を投げかける

【意見の食い違い場面】

意見の食い違いがあった場合の対処法です。

①否定しない
②傾聴する
③意見の一致点と相違点を把握する
④納得できる合意点を探し出す

パート4

看護管理者が身につけたいリーダーシップとはなにか

1 看護管理に欠かせない リーダーシップの基本ポイント

看護管理者の組織管理にはファシリテーションは必須です。なぜ、必須なのでしょうか。それは、

◎理念共有
◎関係性づくり
◎個別メンタリング

にとって欠かせないスキルだからです。

こうした組織管理のために相応しいリーダーシップが欠かせません。組織の成果と個人の幸福を両立させることは、看護管理者が行う組織管理の主眼ですが、そのためには「ファシリテーションに相応しいリーダーシップ」を発揮する必要があります。

1．リーダーシップとは目標達成のためにチームや個人の行動を促すこと！

組織管理には、一人ひとりが最大限の力を発揮し、チームとして効率的に業務を遂行することが重要です。

リーダーシップとは「指導力」あるいは「統率力」などと定義されていますが、要約すると、一定の目標達成のために個人やチームに対して行動を促す力のことです。

チーム全体の成果を上げるためには、看護管理者の力だけでは成し得ることはできません。スタッフそれぞれが互いに良い影響を与えつつ、どのように行動していったらいいのか自主的に行動できるように導く力、つまりはリーダーシップが求められます。

（1）リーダーシップの基本的なポイント

ファシリテーションに相応しいリーダーシップの基本的なポイントは主に次の3つです。

①目標達成のためのビジョンを示す
②ビジョンが実現するように、スタッフのモチベーションを維持しながら励ます
③ビジョンを実現するために問題となる部分を解決あるいは解消する

（2）リーダーシップの要素

経営学者として有名なピーター・ドラッカーが提唱したリーダーシップ論は、リーダーとはカリスマ性とは関係がなく、人々が自ら つき従うことであるとし、仕事、責任および信頼をリーダーシップの要素としています。

①リーダーシップは「仕事」

看護管理者（リーダー）には、目標、基準、優先順位などを定めること、そして、維持し行動する役割があります。

②リーダーシップは「責任」

リーダーは、スタッフの行動を支援し、その結果について責任を持つことが必要です。

③リーダーシップは「信頼」

リーダーはスタッフから信頼を得ることが大切であり、信頼なくしてスタッフが従うことはありません。

2. 組織管理とリーダーシップ

組織管理は、目標、目的達成のための手段を定め、管理することです。

管理とは主として3つあります。ビジョンを実現するために戦略を立てます。戦術を立案します。リスクを予想し、危機を回避するために事前の手を打ちます。金の管理、モノの管理、人の管理を適切に行い、結果を出すためにプロセスを調整する、などという役割があります。

リーダーシップとは、ビジョンを明確にして目的達成へ導く力です。さほど違いがないようですが、次のようないい方もできます。

リーダーシップでは、将来のビジョンや長期的な視野を持ってものごとを考察する視点に重きがありますが、組織管理では現実的、短期的な視野でものごとを考察する視点が必要です。

（3）リーダーシップに求められる力

リーダーシップに求められる力は主として5つあります。

①ビジョンを明確にして、チームに開示する
②スタッフ個人のみならずチームの業務を把握して、適切な指導をする
③チームの人間関係を良く観察し、不要な葛藤を生み出さないように留意する
④適時・適切に変化に対応して、とるべき行動を説明する
⑤スタッフの信頼を得ることなくして、スタッフとの良好な関係性を築くことはできない

上記の5つの力のうち、②③④もそれぞれ価値あることですが、リーダーシップにとって決して欠かすことができないものは①と⑤の2つです。①の「明確なビジョンを提示すること」は、目標達成のために必須です。また⑤の信頼を形成することも必須です。この2つが、チームを活性化し、モチベーションを維持しながら目標を達成することの力になります。

2 スタッフの能力を把握するために必要なこと

スタッフに対するリーダーシップは画一ではありません。スタッフが置かれた立場や状況に焦点を当てながら、しかも、スタッフの能力に応じた対応が求められます。

(1) スタッフの能力を把握し、管理する

ファシリテーションに相応しいリーダーシップを発揮するためには、スタッフの能力を把握し、管理する必要があります。

能力を把握し、管理する手順は５つです。

①担当業務の意義や目的を話す
②断片業務としてではなく、チームの役割を話す
③知識、技術の修得プロセスを教える
④徐々に担当できる範囲を広げていく
⑤自己啓発できる機会を発見させる

（2）スタッフ（看護師）の品位を高めるように後押しする

スタッフには一定の品位が求められます。患者を尊敬あるいは尊重するチームづくりのためにスタッフには品位が求められるのです。看護管理者には品位あるスタッフに育てる役割があります。

それでは、どのようにしたら、スタッフが品位を有することになるでしょうか。

①「担当業務の意義や目的」を振り返りをさせる
②スタッフの人となりを認める
③スタッフの使命を明確化させる
④理念や方針の共有化を図る
⑤目標を設定させる
⑥目標の達成行動を後押しする

①から⑥を要約すると、あるべきスタッフ像を描かせ、役割行動をさせ、役割を達成させることです。

3 看護管理者が最優先すべき「職務充実」とはなにか

何のために、「ファシリテーションに相応しいリーダーシップ」が求められるのでしょうか。

(1) 主要な1つが「ジョブ・エンリッチメント」

看護管理者のファシリテーションとして最も重要なものが職務充実(job enrichment)です。

ジョブ・エンリッチメントとは、職務の権限や責任の範囲を拡大することをいいます。業務に関するスタッフの裁量の幅を広げることによって、モチベーションや業務改善意識の向上などを図るものです。

例えば、目標管理制度を通じて、担当業務の目標や業務の進め方を、スタッフに自発的に決定させることなどが該当します。

職務充実は、F・ハーズバーグが提唱したスタッフのモチベーションを上げるための職務再設計に関する概念です。

仕事自体の質を充実させ、責任、権限や自由裁量を持たせるなど職務内容の拡大を意味します。

（2）ファシリテーションに相応しいリーダーシップの目的

目的を集約すると次の３つが挙げられます。３つとは、

①行動に関する動機づけ
②目標に関する動機づけ
③職務に関する動機づけ

です。それぞれのポイントについて見ていきましょう。

①行動に関する動機づけ

あることを目的として、実際に何かをすることを行動といいます。看護管理は行動管理にあるともいえます。

一人ひとりのスタッフがどんな行動をしているかを管理することが行動管理です。行動管理は、時間（期間）内で、目標を達成するための方法と手順を計画し、それに基づいて行動を促すことです。行動管理は Behavior management ともいいます。behavio(u)r は挙動や振舞いのことですからスタッフの挙動や振舞いを観察し、必要な関わりを持つことも行動管理です。

②目標に関する動機づけ

目標を管理することを Target management といいます。

目標管理の主たる要素は目標設定、目標達成行動および目標達成です。
アウトカム管理も目標管理の1つです。

解説　【アウトカム管理】

アウトカムとは、結果、成果という意味です。

検査値の改善度や合併症の発生率、再発率や死亡率など、治療や予防による臨床上の成果を指します。

クリティカルパス（クリニカルパス）のなかで設定される目標もアウトカムです。

治療・看護の各プロセスのなかで患者様が達成すべき指標です。例えば、検査の説明が理解できた、食事や内服薬の説明が理解できた、患者様のQOL（Quality Of Life）が改善されたといったことがアウトカムです。

アウトカムのうち、最終的に評価されるものがエンドポイント（End point）です。

アウトカムが達成されないことがバリアンスです。

③職務に関する動機づけ

職務とは、担当している任務や仕事のことです。スタッフに割り当てられた業務が類似あるいは共通し、遂行するために必要な知識や責任が、ほぼ同じである場合の一群かつ特定の共通性によってまとめたものです。

看護管理者としては、スタッフにも管理的な業務を任せて、業務に責任感を持たせることが職務に関する管理の主要なものです。

（3）看護管理者はファシリテーター

Faculty（才能）を生かす手始めは、Role（役割）＆ duties（業務）を明確化することです。

■ファシリテーターのスキル

- 傾聴のスキル
- 質問のスキル
- 記録のスキル
- コンセンサスを構築するスキル

①Boosting（ブースティング）

ランクなどを上げる際に自分よりも上手い人などに「代行」してもらう行為です。

②Pushing（プッシング）

進取的な活動あるいは精力的な活動です。

③Backing（バッキング）

援助、後援、支援、支持のことです。

（4）ファシリテーションの5つのスキル

①傾聴

傾聴に求められものは「積極的傾聴（Active Listening）」です。

米国の心理学者でカウンセリングの大家であるカール・ロジャーズ（Carl Rogers）によって提唱されました。ロジャーズは、自らがカウンセリングを行った多くの事例（クライエント）を分析し、カウンセリングが有効であった事例に共通する聴く側の3要素は、

- 「共感的理解」
- 「無条件の肯定的関心」
- 「自己一致」

だとしました。

解説【ロジャーズが唱えた人間尊重に基づくカウンセリング】

・共感的理解（empathy, empathic understanding）
相手の話を、相手の立場に立って、相手の気持ちに共感しながら理解しようとすることです。
・無条件の肯定的関心（unconditional positive regard）
相手の話を善悪の評価、好き嫌いの評価を入れずに聴くことです。
・自己一致（congruence）
相手に対しても自分に対しても真摯な態度で、真意を確認することです。

②状況把握

状況把握力とは、自分と周囲の人々や物事との関係性を正しく理解する能力です。自分が置かれている環境や立場を察知することです。

③質問&発問

質問とは、わからないこと、知りたいことを相手に聞いて確かめることです。質とは正しいかどうか確かめること、問は知りたいことがあるときに尋ねることです。発問は、意図的な問いかけをすることです。発は行動を起こすことです。

④記録

記録とは、後々まで伝える必要のある事柄を書き記すことです。

看護記録とは、看護師の思考として看護行為の目的および必要性を判断したこと、実施した看護を示したものです。

⑤合意形成

合意形成とは、意見の一致を図ることです。

「患者の意思が尊重されていない」など、意思決定の場面ではさまざまな倫理リスクがあります。

スタッフが患者様の意思や自律を尊重するという倫理原則は理解していても、合意形成の仕方がわからないということもあります。

（5）自ら進んで責任を取ろうとする

マズローの欲求段階説をもとにして、「人間は生来怠け者で、強制され、命令されなければ仕事をしない」とするX理論と、「生まれながらに嫌いということはなく、条件次第で責任を受け入れ、自ら進んで責任を取ろうとする」Y理論とがあるという理論を構築しました。

X理論Y理論とは、1950年代後半にアメリカの心理・経営学者ダグラス・マグレガーによって提唱されました。

解説　【マグレガーのX理論Y理論】

◎X理論モデル

マズローの欲求段階説の低次欲求（生理的欲求や安全の欲求）を比較的多く持つ人間の行動モデルです。

命令や強制で管理し、目標が達成出来なければ処罰といった「アメとムチ」によるマネジメント手法が有効です。

◎Y理論モデル

魅力ある目標と責任を与え続けることによって、職員を動かしていく、「機会を与える」マネジメント手法が有効です。

組織目標と職員個々人の欲求や目標とがはっきりとした方法で調整できれば、組織はもっと能率的に目標を達成することができると示しています。

組織目標と個人の欲求が統合されている場合、職員は絶えず自発的に自分の能力・知識・技術・手段を高め、かつ実地に活かして組織の持続的成長に尽くそうとするようになります。

社会の生活水準が上昇し、生理的欲求や安全欲求などの低次欲求が満たされているときには、X理論の人間観によるマネジメントは管理対象となる人間の欲求と適合しないため、モチベーションの効果は期待できません。

4 ファシリテーションのためのリーダーシップモデル

（1）リーダーシップのモデル

リーダーシップは組織の方向性を明示して、組織を牽引する力です。次のとおり、典型的なモデルがあります。

・類型論
優れたリーダーの典型をパターン（類型）化した理論です。
・行動論
リーダーの機能や行動に関する理論です。
・状況適合理論
リーダーシップは状況によるという理論です。
・変革型リーダーシップ論
変化する状況における効果的なリーダーシップに関する理論です。

①状況適合理論

看護管理者の行うファシリテーションに相応しいリーダーシップの理論は、状況適合理論です。

状況適合理論は、シチュエーション・リーダーシップ理論、状況対応型リーダーシップ理論、ＳＬ理論などということがあります。

状況対応型リーダーシップは、スタッフのレディネスレベルなどの状況を考慮するリーダーシップのスタイルです。ポール・ハーシー（Paul Hersey）とケン・ブランチャード（Ken Blanchard）による「組織行動マネジメント」に関する研究の成果（１９６９年）としての理論です。

②スタッフのレディネスレベル

レディネスレベルとは、課題を解決するための準備ができている程度のことです。能力と意欲によって4つのレベルに分類できます。

スタッフのレディネスレベルが高いほど、課題解決の可能性が高いと考えることができます。

（2） 類型的な行動

状況対応型リーダーには、スタッフのレディネスレベルに応じた2つの類型的な行動があります。

1つは指導型、2つがサポート型です。

指導型は、スタッフの行動がリーダーの指示によって決まるタイプです。サポート型は、スタッフが話すことに積極的に耳を傾け、コミュニケーションを密にすることによって成果を出すというリーダーのタイプです。

①4つのスタイル

指示型とサポート型は発揮する強さの程度によって、教示型、指導型、サポート型および委任型の4つに類型化できます。

【教示型】

指導的行動のレベルが高く、サポート的行動のレベルは低いタイプです。スタッフの経験不足、タスクへのコミットメントが低い場合には教示型のスタイルが有効です。

【指導型】

指導的行動が多く、サポート的行動も多いタイプです。細かく指示することなく見守りやサポートを行うことが効果的です。

【サポート型】

サポート的行動が多く、指導的行動が少ないタイプです。スタッフ主導のスタイルです。スタッフが自信とやる気がない場合に有効です。

【委任型】

スタッフ主導のスタイルです。リーダーの指導的行動もサポート的行動も少ないタイプです。スタッフが自立できている場合、権限を任せるなどという場面でのリーダーシップです。

②看護管理者のファシリテーションには「サポート型」「委任型」が有効

看護管理者が行う看護管理では指揮命令権によって裏打ちされた、指導型および教示型のリーダーシップが力点です。

看護管理者が行うファシリテーションでは、スタッフの自主性に期待し、スタッフの自立を促すことになりますから、サポート型および委任型のリーダーシップがポイントになります。

5 リーダーシップの発揮

優秀な看護管理者は優れた状況型リーダーではないでしょうか。

状況型リーダーに求められるスキルである洞察力、柔軟性、信頼性および問題解決力のいずれもが必要です。

(1) ファシリテーターとしての力

看護管理者が行うファシリテーションには、多様な視点からファシリテートする必要性があります。

スタッフとの関係性を構築するためには、①思考力、②良好な人間関係、③影響力、④実行力などを駆使することが必要です。

①思考力…考える力です。
②良好な人間関係…無理のない人との関わりのことです。
③影響力…働きかけを通して、人の心を動かす力です。
④実行力…物事に取り組み、やり抜く力です。

（2）関係性を構築する主要な要素

関係性を構築する主要な要素は次のとおりです。

①思考力

主要な要素は、分析思考と着想です。

分析思考には、論理性が必要です。筋が通っている、理屈が通ることです。スタッフに対して、今していること、しようとしていることを根拠立てて説明させて下さい。客観的な事実や数値データを大事にさせることとです。

着想とは、物事を遂行するための工夫や考えのことです。

着想は、発想を生む資質です。業務を遂行するときや計画を考えつくときに、新しいなにかを生み出す糸口となるような考えや工夫です。

何かと何かを組み合わせて、新しい何かを生み出させるように仕向けて下さい。

②良好な人間関係

主要な要素は、適応力と共感性です。

適応力は、行動や考え方をうまく切り替える能力のことです。適応力は、主として3つのことに効果があります。環境に早く馴染む、効率よく進める、問題に落ち着いて対応するといったことです。適応力が低いスタッフにはストレスフルになっているかも知れません。

共感性は、思いやりです。他人の感情を正しく推し量ることも共感です。自分のものではない、他人の感情によって生じる代理的な感情体験を共感といいます。

他者が抱いている感情を感じ取らせて下さい。同じような感情を体験させて下さい。

③影響力

主要な要素は、活発性と自己効力です。

活発性は、活動的にすることです。スタッフが自分のことを信用してくれているか、忠誠心を持ってくれているかを気にかけて下さい。更には、はっきりとした物言いをさせて下さい。人を引き込むこと、自信に満ちた態度で人を支持するようにさせて下さい。

自己効力は、自身を信じて、実際の行動に移せる力です。自己肯定とは、自己を尊重し、自身の価値を感じることができ、自分の存在を肯定できることです。

課題に直面したときに、必要な行動がとれるのかどうかを自己評価させて下さい。

④実行力

主要な要素は、達成意欲と自己志向性です。

達成意欲は、高い目標を設定し達成しようと努力する力です。高い目標を達成するためには、努力や創意工夫、計画性や行動力など様々な力が必要です。

達成意欲が高い人は、常に「何かを成し遂げたい」という考え方の持ち主です。

意欲的でチャレンジ精神旺盛であるよう後押しして下さい。ただし、移り気や落ち着きがない状態にはさせないで下さい。

自己志向性は、自己決定と意思の強さに関わるものです。高い場合には目的意識と決断力が高く、責任感が強い傾向にあります。

知識を得ることで新しい世界が開けることを教えて下さい。自分自身の個性を最大限に発揮できるように後押しして下さい。

（3）リーダーシップを発揮する対象

安全で、安心で、安定的な看護部づくりには、組織づくり、関係性づくり、自己啓発支援の3つが必須です。3つそれぞれにリーダーシップを発揮する対象があります。

①組織づくり

まずは、理念と使命の浸透が対象です。

そして、貢献度と主体性を醸成することが対象です。

②関係性づくり

多様なデザイン、メンタリング、育成が対象です。

③自己啓発支援

２つの対象があります。

１つは、自己重要感です。自己重要感とは自分をどれだけ受け入れることができるか、認めてあげることができるか、大切だと思うことができるかです。人間の存在は自己肯定感がある所以です。自己肯定感を下敷きとして有能感があり、両者を合わせたものが自己重要感です。

２つは、愛着と居心地です。愛着は慣れ親しんだ物事に深く心を引かれ、離れがたく感じることです。居心地は、ある場所や地位などにいるときの感じや気持ちです。

コラム　コーチングスキルの基礎知識

コーチングスキル（Coaching skills）

Coachは馬車のことです。Coaching は学習に導く指導のことです。

Stagecoachは駅馬車です。4頭立ての馬に牽引された旅客や貨物を輸送する屋根つき馬車です。馬車で旅行する人たちの休息の場所がstageあるいは stationです。駅馬車で旅行することを stagingといいました。

映画『駅馬車（Stagecoach）』（1939年）は、ジョン・フォード監督、ジョン・ウェイン主演の名作中の名作です。1880年代の西部が舞台です。様々な人物模様を乗せて、アリゾナからニューメキシコへ疾走する駅馬車を描いた痛快西部劇です。

◎コーチングもファシリテーションも「ラ・ポール」が大切

持ち味を受け止めつつ、相手の答えを引き出し、自発的な行動に誘うためのコミュニケーション手法をコーチングスキルといいます。コーチングスキルのコーチとは、相手を一人の人間としてリスペクトし、相手に寄り添い、信頼関係を形成し、協働関係を築くことです。

大切な人をその人が望む地点まで送り届けるためには従者としての技術が必要です。馬具工房から誕生したエルメス（HERMES）のロゴマークには、馬・馬車・従者が描かれています。馬はブランド、馬車はブランドアイテム、従者は職人そして主人はユーザーです。馬車は、最高の品質を提供しますが、選択なさるのはユーザーという想いが込められています。

コーチングスキルとファシリテーションスキルは、ともに「ラ・ポール（Lapole）」が欠かせません。人と人との間がなごやかな心の通い合った状態です。相互に親密な信頼の架け橋あってこそのコーチングスキルであり、ファシリテーションスキルです。

パート5

看護管理者は「聴く力」が9割！【対話術&傾聴術超入門】

1 看護管理者とスタッフの間の合意形成のために必須なのが「対話のスキル」と「傾聴のスキル」

看護管理者として、ファシリテーションに必要な対話のスキルの主たるものは傾聴のスキルです。

それでは、なぜ、傾聴のスキルが必要なのでしょうか。それは、看護管理者とスタッフ間の合意形成なしに、命令、指示だけの一方通行では看護管理の役割は担えません。

対話するスキルによって、2つの確認ができます。

1つは、相違していることの確認です。

2つは、納得していることの確認です。

この2つはいずれもスタッフの言い分を傾聴することによって確認が可能になります。

1. 対話するスキルの基本は「傾聴のスキル」

対話するスキルの基本は傾聴するスキルです。傾聴するスキルによって、スタッフとの関係性において、相違していることの確認、あるいは納得していることの確認ができます。その際、相違していることは説明し、説得して合意形成する必要があります。

また、スタッフが納得していることを確認した際は、次のステップである役割認知と役割行動に駆り立てる合意形成が必要になります。

・対話するスキル
←
・傾聴するスキル
←
・相違していることの確認＋納得していることの確認
←
・看護管理者とスタッフの合意形成

（1）4つの責務

看護管理者には合意形成を得るために4つの責務があります。

責務の1つは、安心、安全、安楽の場づくりです。これには3つのスキルがあります。

責務の2つは、対話を継続する、顕在化を促進することです。これには8つのスキルがあります。

物事は「見える化」することで共有化しやすくなりますが、「見える化」するためには、顕在化する必要があります。

顕在化とは、それまで見えなかった物や事柄が形に現れて存在することです。見てわかるようになることです。

責務の3つは、収める、支援することです。これには2つのスキルがあります。

責務の4つは、合意形成です。これには2つのスキルがあります。

◆責務1…安心・安全・安楽の場づくり

←

①中庸の立場を貫く

②話を積極的に聴き、他のスタッフにもそうするように促す

③メンバーの発言が攻撃され、無視されないように配慮する

◆責務2…対話を継続する・顕在化を促進する

←

①参画意欲を引き出す

②偏よりをなくす

③話し合いを促す

④業務に適合した体制を作る

⑤業務のプロセスを明確化する

⑥複数の見解を受容する
⑦知識、経験、創造力を共有する
⑧資源を活用し価値を生み出す

◆責務3…収める・支援する
←
①発言や提言を記録し、整理し、集約する
②見解の相違を受容し、活かして、プロフィットを生み出す
プロフィット（Profit）とは利益や収益のことです。看護管理者は収益を生み出す責務があります。

◆責務4…合意を形成する
←
①意志決定やコンセンサス（合意形成）のプロセスを確認して共有する
②進展と成長を評価し、特定の行動に向かわせる

(2) 4つの責務を担うために必要なスキル

4つの責務いずれにも共通するスキルがあります。傾聴のスキルおよびインフォームドコン

セントのスキルが必要です。

①傾聴のスキル

傾聴のスキルとは、スタッフの話にしっかりと耳を傾けるスキルです。スタッフが話したいことを引き出すカウンセリングのテクニックです。

単にスタッフとの対話を継続するだけでなく、表情や仕草まで意識してスタッフの気持ちに寄り添いながら話を聞くことが肝要です。

②インフォームドコンセントのスキル

通常、説明と同意がインフォームドコンセントです。看護管理者としては、看護方針を決めるプロセスのことと理解していることでしょう。

インフォームドコンセントは、医療関係者にとっては、患者・家族が病状や治療について十分に理解し、医療職も患者・家族の意向や様々な状況や説明内容をどのように受け止めたか、どのような医療を選択するか、患者・家族、医療職、ソーシャルワーカーやケアマネージャーなど関係者と互いに情報共有し、皆で合意するプロセスです。

インフォームドコンセントの芯は3つあります。

1つは**知る権利**です。

2つは**自己決定権**です。

3つは**自立の原則**です。

インフォームドコンセントは患者・家族の意思を尊重する行為であり、「患者中心」の医療ですが、看護管理者とスタッフ間でインフォームドコンセント（知る権利、自己決定権および自立の原則）を行うことができないとしたら、患者・家族とのインフォームドコンセントは形だけのものになることでしょう。

2 傾聴力を高めるために必要なスキル【態度と姿勢／フィードバック／繰り返し／言い換え】

傾聴（Active Listening）とは、ただ聞き手に徹するだけではありません。言葉の意味を理解することは当然ですが、「目は口ほどに物をいう」類です。表情や声のトーンなどに関心を寄せつつ対話する必要があります。

傾聴とは、相手の話に耳を傾け、熱心に聴くことです。スタッフから本当に話したいことを引き出して共感することが目的です。相手の話した言葉の意味を理解するだけではなく、表情や声のトーンなどにも注意して、相手の気持ちに寄り添いながら聴くことです。

スタッフの気持ちに寄り添うことで、適切な対応をし、効率的な問題解決に導きます。スタッフの気持ちに寄り添うことは、傾聴のスキルの最も重要なことです。話していても真剣に聴いていないと思ったら話す気がなくなってしまうものです。いいたいこと、伝えたいことをより引き出すことが傾聴する目的です。

では、傾聴力を高めるためにはどうしたら良いのでしょうか。

修得する基本は4つ、態度と姿勢、フィードバック、繰り返し、そして言い換えのスキルが挙げられます。

（1）傾聴力を高める基本【態度と姿勢】

聴は、相手の話に耳を傾け、熱心に聴くことです。

傾聴という文字のとおり耳を傾けて聴くための態度と姿勢ありきです。「聞く」には5段活用があります。聞く、聴く、訊く、効く、利く、の5段階です。

①聞く

「聞く」は、音や声を耳に感じ認める意です。「門」と「耳」が合わさった文字が「聞く」です。音が自然と耳に入ってくることです。

②聴く

音や、音が持つ意味を認識しようと関心をもって耳を傾ける場合には「聴く」です。「聴く」は、聞こえるものの内容を理解しようと思って意図した形態です。「聴」という漢字は、「耳」と「まっすぐな心」を示している文字です。

傾聴する態度は、スタッフに前のめりで体を向け、顔や目を見るようにします。何よりもスタッフにリラックスしてもらえるよう、柔らかい表情を心がけることです。腕組みは警戒や拒絶を表すため、相手との間に壁を作ってしまいかねません。時計やスマートフォンに目をやる、視線をあちこちに向けることなどは傾聴していない証です。

③訊く

訊くは、何かを尋ね、答えを求めることです。「訊く」（きく）は、常用漢字表にない読み方です。公用文では「聞く」が使われます。尋ねることを表すためには、「訊かれる」ことはあっても「訊こえる」という表現は不適切です。「訊く」の英語は「ask」です。

興味のあることや関心のあること、またはある物事がどうして起こったのかなどの原因を調べることが訊くということです。

しかしながら、尋問にならないようにして下さい。尋問または訊問は、問い尋ねることですが、特に訴訟法・裁判法の分野で、裁判官・裁判所、あるいは、原告や被告、その訴訟代理人が強制的に返答させることです（Examination）。

④利く

顔が利く、目端が利く、気が利くなどです。

別の人に話して周旋することも「利く」です。利くは、対話によって、スタッフが話した内容を元に改善などにつなげることが主たる狙いです。

⑤効く

効き目があるとか機敏を意味します。役に立つことです。効果や働きなどが現れることです。期待どおりのよい結果が実現することです。

「効く」は、効能・効き目が現れることですから、スタッフとの対話によって改革のために効果的に活用することが狙いです。

（2）傾聴力を高める基本【フィードバック】

フィードバックすることです。Feedbackは一般に、結果に含まれる情報を原因に反映させ、調節をはかることです。ファシリテーションのフィードバックとは、スタッフの行動、態度、取り組み方、実行、成果等について自分が感じたことや意見を具体的に伝えることです。

フィードバックには、ポジティブ・フィードバックとネガティブ・フィードバックの2種類があります。

①ポジティブ・フィードバック

ポジティブ・フィードバックは、パフォーマンスを強化促進するためのフィードバックです。Positiveは、肯定的あるいは積極的という意味です。Performanceは、実行や成果のことです。スタッフの存在を肯定し、励まし、力づけ、自信を与えるためのフィードバックです。

②ネガティブ・フィードバック

パフォーマンスを改善変革するためのフィードバックです。Negativeは、否定的あるいは消極的という意味です。ネガティブ・フィードバックは、スタッフの「望ましくないと思われる側面」について具体的に事実として伝えることです。

ネガティブ・フィードバックは、スタッフの人柄や人格に対するものではなく、「行動」に焦点を当てることによってスタッフが受容しやすくする配慮が必要です。要は、スタッフをやりこめるためのものではなく、スタッフを大切にし、成功するように援助したいという気持ちの発露が求められます。敬意ある言葉遣いや真摯な態度をもって、スタッフの自尊心を傷つけることなく行う必要があります。

ネガティブ・フィードバックには、「Ｉメッセージ」と「ＹＯＵメッセージ」の2つの方法があります。

・「Ｉメッセージ」

Ｉメッセージは、自分が感じていること、スタッフの行動によって起こった自分の気持ちを伝えるものです。自分を主体にしたメッセージです。

(例)「私はがっかりした」「私はとても心配していました」

・「ＹＯＵメッセージ」

YOUメッセージは、スタッフのメッセージです。

(例)「あなたにはがっかり」「あなたはあまりマメに報告をくれないね」

ネガティブ・フィードバックには、Iメッセージを用いると効果的です。「YOUメッセージ」は言外に意味を持たせて非難する傾向があるからです。

スタッフはそれに対して「防衛的」「敵対的」になります。「私」が「あなた」について考えたり感じたりしていることは、あくまで「私」の感じ方であり、「あなた」の本当の状態ではないということを認識することができます。自分の思考・感情・行動に責任をとることになります。

(3) 傾聴力を高める基本【繰り返しのスキル】

基本は以下の①②③です。そのうえで、④と⑤を活用して下さい。

①相槌を打つ

相槌とを打つのは、日本人の特徴かもしれません。相手の話に調子を合わせることですが、そもそもは、鍛冶が鉄を鍛えるとき、師弟は向かい合い、師の打つ鎚に合わせて交互に弟子が鎚を打つことです。向かい合いの鎚です。

適度に相槌を打つとよいでしょう。

「そうですね」や「そう」などは、最も一般的な相槌です。

②途中で遮らない

話を遮らずに「聞く」ことです。コミュニケーションの基本中の基本です。

スタッフの話に主語が抜けているときや、途中で主体が変わったときなど、すぐに確認することも〝遮〟ることです。慮《おもんぱか》って、想定して、区切りを待つことです。

③ペースを合わせる

対話のテンポ、ペースは、「ただ早ければいい」というわけではありません。むしろ、スタッフのペースに合わせると対話が促進できます。対話をするときはスタッフの反応を見ながら、スタッフの話を聞くことです。

コミュニケーションスキルの一つとして、相手にペースを合わせることをペーシングといいます。コミュニケーションでは、基本のスキルです。

④ミラーリングとは

鏡に映し出すように相手と同じ動きをすることです。姿勢や表情、しぐさ、声のトーンなどを相手と同調することです。こうしたことによってスタッフの親密感や安心感に通じます。

要点は、わざとらしくならないようにすることです。真似するポーズを左右反対にしたりするとミラーリングは上手くいきます。

⑤バックトラッキングとは

オウム返しのことです。スタッフが話したことを看護管理者が繰り返していうことで、理解してくれているという印象を与えます。印象のみならず共感性を高めることもできます。

要点は、スタッフの感情に寄り添いつつ、要点を抜粋するように返すことです。ただし、タイミングや頻度によっては逆効果にもなります。スタッフから「オウム返ししかしていない」と思われては逆効果です。

（4）傾聴力を高める基本【言い換えのスキル】

傾聴のスキルのうち、話の内容を適宜まとめながら聴くスキルは重要なスキルです。主要なスキルが「パラフレーズ」と「共感」です。

①パラフレーズ

パラフレーズとは、文の中の単語や構文を変えつつ同じ意味を持つ文を作ることです。音楽では、ある楽曲を他の楽器のために変形・編曲することです。

ある表現を他の語句に置き換えて、わかりやすく述べることをパラフレーズといいます。ある程度話を聴いたら、その内容を自分の言葉に言い換えることです。ことわざなどで表現するのもパラフレーズです。認識の擦り合わせや話の内容を理解していることを示すスキルです。

②共感

共感とは、他者が抱いている感情を感じ取り、同じような感情を自分も体験することです。自分のものではない、他人の感情によって生じる代理的な感情体験を共感といいます。

共感はスタッフに安心を提供するだけでなく、スタッフとしては、話した内容が他の言葉に言い換えられることで内容を客観視できるようになります。そこから、新たな気づきが生まれるものです。

3 対話力&傾聴力を高めるために必要な知識とスキル

ファシリテーションに必要な対話するスキル、傾聴するスキルを活用するためには、以下のような適切な知見が欠かせません。ファシリテーションに必要な知見を例示します。

①HRポリシー（Human Resources Policy）

理念をもとに、ビジョンを実現するために組織と人がどのようにあるべきなのか基本方針をわかりやすく示したものです。

②インセンティブ（incentive）

動機づけです。代表的なインセンティブとして、金銭的報償、社会的評価、自己実現の場の提供などがあります。

金銭的報酬には、基本的な給与のほかに、個人の成果や部門・企業の業績が目標に対する達成度などの基準を満たした場合、それに応じて個人に支払われる「インセンティブ・システム」があります。

ある業務で高く評価されると、前向きな姿勢がさらに強まったりするものです。ちょっとした褒め言葉なども有効です。

責任と権限の与え方や業務内容などで、満足感や納得感を持たせることができます。自己実現につながる、という意識を持たせることがインセンティブです。

③インフルエンス（influence）

影響や感化のことです。

看護管理者がスタッフに影響力を行使する方法としては、次のものがあります。

1つは、物理的な力です。行為に影響をおよぼし、服従を獲得するための脅迫、あるいは実際の力の行使です。

2つは、ポジティブあるいはネガティブな制裁です。報酬を与える、または罰をくだす手段です。

④エクイティ理論（equity theory）

モチベーションや報酬に関する理論の1つです。自分の仕事への取り組みと対価と、他人の仕事への取り組みと対価を比較します。不公平を感じる場合、公平性を感じるような状態に近づく行動をとるように動機づけられるという理論です（J・ステイシー・アダムスらによって提唱）。

自分が認識する出力O（Output：給与、福利厚生や仕事環境など）を、自分が投入したと考える入力I（Input：努力、能力や経験など）との比較でとらえるものです。

⑤キャリアデザイン（career design）

キャリアとは、単なる職歴・経歴だけではなく、仕事への憧れやこだわり、その仕事を通じて実現できる生活水準などを含んだ生涯にわたるライフスタイルのプロセスです。どういうプロセスを描き、何を実現したいかを明確にするのがキャリア・デザインです。

組織的計画と職業的キャリアの組み合わせのことです。

⑥エンパワーメント（empowerment）

与えられた（業務）目標を達成するために、自律的に行動する力を与えることです。

権限委譲（エンパワーメント）の特徴は、自立性を促し、支援することにあります。自立性は、業務の遂行に当たり、看護管理者が業務目標を明確に示し、遂行方法はスタッフの自主的な判断に任せることです。支援は、スタッフ自身が問題点を発見できるように、不足する能力を開発できるよう環境を整える必要があります。

⑦コンテクスト（context）、コンテント（content）

コミュニケーションの拠り所です。コンテクストとは、状況や関係のことであり、コンテントとは、言葉、数字など耳から聞こえる、あるいは目で見える情報です。

⑧コンピテンシー（competency）

能力や有能のことです。

高いレベルの業務成果を生み出す、特徴的な行動特性のことです。成果につながる行動特性です。単なる知識、思考力、資格や偏差値とは異なります。

⑨サクセッション・プランニング（succession planning）

後継者育成計画のことです。

現在あるポジションの後継者を、計画的に育てていくことです。サクセッション・プランニングとは、あるポジションを取り上げ、短期・中期・長期それぞれの視点で潜在能力を持っている候補者をリストアップし、そのポジションに就くまでに必要なトレーニングや業務経験を積ませていくというものです。

⑩セルフアクノレッジメント（self-acknowledgment）

自己認識（自認）です。

価値観や、長所・短所を把握することです。強みは「より強く伸ばすべきもの」として動機づけを行い、弱みは「普段から気をつけて対応すべきもの」として、日常の行動改善につなげます。

4 看護現場を変える「傾聴」に必要な10の実践ポイント

傾聴力は、組織のマインドセット（mind set）のために重要な力です。マインドセットとは、経験、教育、先入観などから形成される思考様式、心理状態です。暗黙の了解事項、思い込み（パラダイム）、価値観、信念などが含まれます。マインドセットを形成する主たる要因は「傾聴力を高める」ことです。

ファシリテーションの第一歩は、看護管理者としてスタッフの話を聴くことです。看護管理者は、スタッフのいいたいことを、こころと耳を傾けて注意深く聴くことです。起こっている事柄、意図、感情、隠れたメッセージを聴くことが看護管理者の第一の責務です。傾聴とは、耳を傾けて、熱心に聞くことです。熱心に聞くことですが、根ほり葉ほり聞き出すのではありません。スタッフの人間性を尊重することが前提です。傾聴は、敬聴なくして実践なしです。敬聴とは謹んで聴くことです。

（1）傾聴の心構え

受容と共感の態度が必要です。

傾聴のためのポイントは、7つほどあります。

①共感しながら聴く（スタッフの立場に立って聴く）
②評価せずに聴く（良い悪い、の評価の言葉は控える）
③アドバイスをしないで聴く
④誘導しないでスタッフの話の流れに沿って聴く（ファシリテーション看護管理者の持つ答えに導こうとしない）
⑤掘り下げて深く聴く（それは？　それから？……などスタッフの中に深く入っていく）
⑥結論だけを聴かない（プロセスを聴くことでスタッフへの理解度が深まる）
⑦問題解決を急がない

（2）拡大質問と特定質問

拡がりを求める問い掛けが拡大質問、特にそれと指定した問い掛けが特定質問です。

①拡大質問

拡大質問には、文章の要領で答える質問、考えてから答える質問および探究心を起こさせる質問があります。

例えば、

「今どんな対策を考えているの？」

「大事にしたいことはどんなこと？」

「どんな飲み物が好きですか？」

といった質問です。

②特定質問

YES／NOで答える質問および単純な選択を問う質問があります。

例えば、

「対策はもう考えた？」

「紅茶は好きですか？」

といった質問です。

(3) 未来質問と過去質問

これからのことと今までのことを問いかける質問です。

①未来質問

ビジョンを描かせる質問です。

「これからどうしたいの？」

②過去質問

過去を振り返るための質問です。

「今まではどうだったのですか？」

（4）肯定質問と否定質問

概念としての肯定概念から問い掛ける肯定質問と、否定概念から問い掛ける否定質問があります。

①肯定質問

肯定表現による質問です。

「どうしたら上手くいきますか？」

②否定質問

否定表現による質問です。

「どうして上手くいかないのですか？」

（5）対話する、議論する

ファシリテーションには対話と議論が欠かせません。

対話と議論には3つの効果があります。
1つは、スタッフの人間性や看護に対する姿勢や考え方を知ることができる。
2つは、スタッフを育成する場や機会として活用することができる。
3つは、看護管理者とスタッフの相互理解や相互啓発を促進することができる。

看護管理者としてのファシリテーションにおける心得です。

①打ち負かす場ではない

ファシリテーション看護管理者の知見、体験、看護行為はスタッフよりも優れていて当然です。往々にして対話より指示、議論よりも押し付けになりがちです。打ち負かすために対話や議論が必要なのではありません。

知見を披歴することや、体験談を話して聞かせることもときに必要ですが、知見や体験談を単なる押し付けにしてはなりません。体験談からきっかけや気づきを求めるための対話であり、議論です。

②刺激し合う

ファシリテーションにおいて看護管理者は、スタッフの考察力を促すための場づくりとして対話や議論を活かして下さい。対話や議論の過程で新たな発想が湧いてくるものです。

看護系の大学を卒業したての新人ナースや大学院の修士や博士課程を修了したナースもいるし、ファシリテーションにおいて、看護管理者よりも理論が勝っているスタッフがいても当然です。でも特定の理論を知っていることに価値があるのではなく、理論は実践に生かしてこそ価値があります。

特定の理論を知っているナースが勝者で、知らないナースが敗者ということにはなりません。スタッフが習ってきた理論を鼻高々に披露したからといって不快になる必要はありません。理論は進化し、新たな学説として認知されるものです。スタッフが語る理論を知らないのは沽券に関わるなどという意識が一番困ることです。

知らないことは学べばよい。看護管理者が、どこでも誰からも学ぶ意欲と謙虚さなくして効果的なファシリテーションにはなりえません。

対話や議論は、相互の知的理解あるいは知的対立の場であり、育成や学習にあっては欠かすことができない過程です。

（6）対話をする際の留意点

①緊張と緩和を意図的に設定する
②ときには意図して気楽さを演出することも必要
③臨地臨場のデータや情報を共有して対話を促進する

④状況によって看護管理者とスタッフが相手の立場を慮って立場変容する
⑤スタッフの人生観や価値観を尊重することから対話が始まる
⑥スタッフの自尊心を傷つけないように配慮する
⑦スタッフの話す内容を否定的に受け止めないで、肯定的な姿勢で聞く
⑧看護管理者の独演会にしてはならない

（7）議論する際の留意点

①問題意識を持って議論するように仕向ける
②議論に求められているデータや情報を共有する
③拡散思考か、収束思考か、議論の方向を定めてから行う
④抽象的なものを取り上げるか、現実的なものを取り上げるか、予め決めておく
⑤結論を導き出すのか、過程を討議するのか確認をしてから始める
⑥スタッフの議論を受容し、看護管理者が評価をして、スタッフにフィードバックする
⑦看護管理者はいつも正しいことをいっているという印象を与えないように、看護管理者の考えを押し付けない

（8）スタッフ同士の議論を奨励する

①カンファレンスなどにおいてスタッフ同士が議論できるようにする
②スタッフ個々に目標を設定や問題意識を持たせスタッフ同士が議論できるように看護管理者が督励する
③スタッフ同士が議論している場では看護管理者は議論に口出ししない
④スタッフ同士の議論が相手の人間性を批判し、否定しだしたときは看護管理者が介入して指導する
⑤議論が知識の保有の程度を誇るようになったら、議論の場ではなくなるから看護管理者が介入して方向づける
⑥結論を導くはずの議論が拡散し過ぎるとか、経過を論議する場が結論づけることになりそうなときも看護管理者が介入して修正する
⑦議論が勝ち負けだけで終わると職場の人間関係にも悪影響を及ぼしかねないから、看護管理者としては勝者や敗者という判定をしないで、それぞれの良いところを褒める

(9) ロールモデル

スタッフは看護管理者の業務に対する姿勢から多くのものを学びます。看護業務に対する取組む姿勢や態度、さらには看護観など、看護管理者の日々の行動から大きな影響を受けるものです。

看護管理者がスタッフに対して、看護業務における役割を模範演技をして手本を示すことがロールモデルです。

百聞は一見に如かず、です。実際の場面や演技を見ることで理解が促進できます。看護管理者が、スタッフに看護業務を口頭や資料を用いて説明するだけではなく、実際の看護業務の仕方を見せるか、演技をして見せる。そして、看護管理者が行ったことを実践させるということです。

ロールモデルにおける看護管理者の役割として、正しいモデルを示すことが必要です。ロールモデルにおける看護管理者のやり方は3つあります。

1つは、範を示す示範（しはん）。

2つは、先立って模範を示す率先垂範（そっせんすいはん）。

3つは、絶えず看護管理者がまずは先頭立って実践する率先躬行（そっせんきゅうこう）。

OJTにおける示範、率先垂範および率先躬行の留意点は次のとおりです。

①示範の留意点

スタッフに対する留意点は次の3つです。

1つは、スタッフの手ごたえや態度を観察することです。

スタッフは、看護管理者は出来て当たり前と思いがちです。そうした気持ちでいるとスタッフは傍観者になりかねません。スタッフが自分は知識がないし、実践する能力もないという気持ちでいるようでは良い効果は期待できません。

看護管理者はスタッフの顔の表情などをよくよく観察し、「人を見て法を説け」の姿勢で対応して下さい。

②実際の看護業務どおり手順どおり順序だてて行う

説明する、実践する、実践させる、この3つの段階を踏んで行って下さい。段階ごとにスタッフの手ごたえを見ながら、緩急をつけて行います。

③自信を持って、しかも普段どおり行う

看護管理者が戸惑ったり、手順を間違えたりでは逆効果になりかねません。看護管理者は、難しいことを示範するのではなく、普段どおりのいつものことを、いつもどおり行う必要があります。

示範の成果は、看護管理者の行動にスタッフが共感し、自己変容したいと思ったときに効果が現れるものです。これが、正しいやり方なのか、自分もしてみたいという受容することなくして効果は期待できません。

④率先垂範のスタイル

スタッフに対する留意点は次の3つです。

1つは、看護マニュアルや看護手引きなど組織が決めたことを実践することです。看護管理者が看護師として正しいあり方を率先して示すだけでもスタッフを動機づけることができます。

率先垂範は、スタッフを感化することではありません。感化とは相手のこころを変えさせることをいいます。

2つは、定着化させるようにすることです。看護管理者がたった1回モデルを示しただけでスタッフが修得できるものではありません。短時間で効果がないからといって諦めてはいけません。

3つは、高圧的な態度はタブーです。看護管理者が自分の実力を誇示するために率先垂範があるのではありません。高圧的な言い振りや強制的な押し付けは効果はありません。

(10) 率先躬行の留意点

スタッフに対する留意点は以下の9つです。

①自ら実践する

看護管理者が実際にやることです。少なくとも3回は行って下さい。

②実践していることを見せる

スタッフには3回とも観察させます。1度目より2度目、2度目より3度目と見る箇所が変わってきたらしめたものです。

③ポイントを説明する

ポイントとは、看護管理者自身が感じる難易度などのポイントではなく、正しい看護実践をさせるためにスタッフの視点に立ったポイントです。

④理解度を確認する

ときに、質問などをして理解度を確認します。

⑤実践させる

そして、スタッフに実践させます。3度は実践させましょう。

⑥克明に観察する

スタッフの行動を克明に観察します。スタッフにとって些細なことと思っても、看護実践では重要なことがあるものです。手抜きや手順違いも結果オーライにしてはいけません。

⑦良くできた箇所を記録する

人は叱られて育つこともありますが、大概は褒められるから育つものです。スタッフが良くできたところを具体的に記録します。

⑧良いところを褒める

単なる褒め言葉は逆効果になりかねません。記録した良い箇所をフィードバックして褒めることです。

⑨自信を持たせる

成功体験は人を成長させます。失敗体験も人を成長させます。失敗を叱るのではなく、どうすれば良くなるのか、対話をしつつ気づきを待つことも必要です。

パート6

スタッフのモチベーションを高めるにはどうしたらいいのか

1 いちばんの問題はスタッフのモチベーションを高めること

ファシリテーションスキルの対象はスタッフのモチベーションです。

モチベーションとは、人が何かをする際の動機づけや目的意識です。動機づけや目的意識の前提は意識変容です。

意識変容とは、「If I were you. もし私があなただったら」というように、看護管理者がスタッフの立場に立つことです。

看護管理者の立場からすると、スタッフに対するファシリテーション能力は必須です。それは、仕事を通じてスタッフの職場生活を幸せにするためです。

「If you are happy that's wonderful. もしあなたが幸せなら、それは素晴らしいことです」

それでは、スタッフからするとどうなのでしょうか。

なぜ、スタッフは看護管理者にファシリテーションスキルを求めるのでしょうか。主として、次の理由があるからです。

「I want to be recognized by others. **他人から認められたい**」

「I'm worth it. **自分には価値がある**」

1. 他人から認められたい

人は誰でも、「自分には価値がある」と思っていますし、思いたいものです。A・H・マズローの要求段階説（Maslow's Hierarchy of Needs）という心理学上の仮説があります。

アメリカの心理学者アブラハム・マズローが提唱した仮説です。人間の持つ内面的欲求は段階化できます。それは、5段階に分かれています。「低次の欲求が満たされると順々により高次の欲求を求めるようになる」という仮説です。

他人から認められたい。自分には価値がある。こうした欲求は欲求段階説の第4段階の欲求です。尊厳の欲求です。尊厳とは、尊く、おごそかで、犯してはならないことです。

看護管理者のファシリテーションにとって最も重要なものは、スタッフのモチベーションを維持し、高めることです。「スタッフは気高く威厳がある」ということの受容です。看護管理者にとってファシリテーションの基盤となるものは、「スタッフの自尊心を傷つけないこと」、「スタッフの人間性を否定しないこと」です。

人間は、生まれながらにして自由であり、かつ、尊厳と権利とについて平等です。世界人権宣言を確認してみましょう。第一条「すべての人間は、生まれながらにして自由であり、かつ、尊厳と権利とについて平等である。人間は、理性と良心とを授けられており、互いに同胞の精神をもって行動しなければならない。」です。

All human beings are born free.　全ての人間は生まれながらにして自由です。

All dignity and rights are equal.　全尊厳と権利は平等です。

解説　【マズローの欲求段階説】

第1段階：生理的欲求（physiological needs）

食欲、排泄欲、睡眠の欲求など「生きること（生命の活動）」と直結した欲求です。

第2段階：安全・安定の欲求（safety-security needs）

危険、脅威、不安から逃れようとする欲求です。

第3段階：所属・愛情欲求／社会的欲求（belongingness-love needs）

集団への帰属や愛情を求める欲求です。

「愛情と所属の欲求」あるいは「帰属の欲求」ともいわれています。

第4段階：自我・尊厳の欲求（esteem needs）

他人から尊敬されたいとか、人の注目を得たいという欲求です。

尊厳の欲求ともいわれています。

名声や地位を求める出世欲もこの欲求の一つです。

第5段階：自己実現の欲求（self-actualization needs）

世界観や人生観に基づいて信じている目標に向かって自分を高めていく欲求です。潜在的な自分の可能性の探求や自己啓発、創造性へのチャレンジなどを含みます。

2 看護管理者には「スタッフの承認欲求を満たすように関わる」ことが求められている

モチベーションを高めるためのファシリテーションスキルを発揮する対象は、主として、「承認欲求の充足」です。

承認欲求 esteem needs とは、自分の実力を他人から認められたいという感情です。他者から認められたいという欲求は、具体的には次のような欲求です。

「ねえ、ねえ、話を聴いて欲しい、共感して欲しいの」
「褒めて欲しいな。高く評価して欲しいのだけど…」
「私の考え方、いいでしょう」
「この苦労や苦しみをわかってよ」
「私のことを気にかけてくれないか」

今や、多くの人は完璧とまではいかないまでも、「生理的欲求」、「安全・安定欲求」の２つの欲求は満たされているのではないでしょうか。

多くのスタッフは、「所属と愛の欲求」、「承認欲求」を求めています。やがては、「自己実現欲求」に至ります。

スタッフが看護組織に求める欲求は所属と愛の欲求ではないでしょうか、そこで、スタッフが看護管理者に求める欲求は、「承認欲求」ということになるでしょう。仕事上ももちろんですが、家族や友人関係においても、承認欲求を満たす関わりができる人は絆の深い関係を築いているのではないでしょうか。

看護管理者のファシリテーションスキルを端的に表現するとしたら、「スタッフの承認欲求を満たすように関わる」ことです。

「スタッフがよく聞くようになった」

「スタッフと短時間で関係を深めることができた」

「スタッフとの関係が良くなった」、

——こうした状態を創り出すためには、承認欲求を充足するファシリテーションスキルが求められます。

承認欲求は2種類に大別できます。「自己承認欲求」と「他者承認欲求」です。次項でそれぞれについて詳しく見ていきましょう。

3 承認欲求には「自己承認欲求」と「他者承認欲求」の2つがある

以下、①が自己承認欲求、②と③が他者承認欲求です。

①自分を認めたい

最も認めて欲しい人、それは「自分」です。人は誰もが「自分から認められたい」という欲求を持っています。他者から認められても、自分が自分を認めてなければ、結局のところは幸せにはなれません。これを「自己承認欲求」といいます。

②認めて欲しい人から認められたい

最も認めて欲しい人から認めてもらえないとしたら、強い欲求不満が生じます。スタッフにとって最も認めて欲しい人は4人います。一人は患者様です。一人は同僚です。一人は後輩です。そして、一人は看護管理者です。

もしもスタッフが看護管理者から認められていないと感じていたとします。欲求不満が生じます。そうなると、他の方法で解消しようとする動機が強くなります。これを「欠乏動機」といいます。看護管理者から認めてもらえないなら、他の人から認めてもらおうとする承認欲求が強くなります。その結果として、自分を認めてもらえるなら、そうだ、転職しようということにもなりかねません。

③愛されたことがない、認められた経験が少ない

人格の土台はだいたい3歳くらいに形成され、10歳くらいまでに確定するといわれています。人格形成に重要なことは「人から愛されている」という実感です。人から愛されているという実感なくして、「自分は必要とされている」と感じることはできません。

人格形成にとって最も大切なのは、「自分は愛されている」「自分は必要な人間だ」という自己肯定感や肯定的世界観が根付いているかどうかです。

人間が生まれて初めて築く人間関係、それが親との関係性です。親との関係がすべての人間関係の原型となります。これを「内的ワーキングモデル」といいます。

内的ワーキングモデルとは、発達段階（乳児期）においての用語です。発達初期、養育者との関係の中で形成される認知的枠組（スキーマ）のことです。親との相互交流の経験から、自分の要求に親がよく応じてくれたかどうかをもとに形成されます。依存対象の特徴や対人状況のパターンや世界との関わり方についてのビジョンとなります。親との関係において、愛された経験によって、「人から愛される存在だ」という自己認識が形成されます。そして、人間関係の原型となります。

しかし、十分に親から愛されなかった場合、自己認識が形成されづらいのです。自分で自分

を認めることが難しくなり、自分で自分を認めることができない欲求不満を他者から認めてもらうことで補おうとします。つまりは、承認欲求が強くなります。

また、他者から認められる機会が十分にあると、それほど強く他者から認められることを必要としません。他者から認められた経験があまりないと、欲求不満の状態から脱却するために、より強く認められることを求めることになり、承認欲求が強くなります。

4 承認欲求が強すぎるスタッフの特徴と対応法

認められたいという欲求が強い人は承認欲求が強い人です。スタッフの承認欲求を充足することは、看護管理者のファシリテーションの目的の一つです。しかしながら、承認欲求が強すぎると負のスパイラルに陥ることがありますので、見極めつつ、対応することが必要です。

【承認欲求の負のスパイラル】

①他者の評価が気になる → ②自分から話したがる → ③否定されることは嫌 → ④不平不満ばかり → ⑤大げさな表現が好き → ⑥他者を認めない

①他者の評価が気になる

承認欲求が強い場合は他者からの称賛を強く求めるものです。自分の成果や実績について積極的に吹聴しがちです。

噂話や自慢話など何らかの話を「多くの人に言いふらす」傾向があります。「自らの功績を吹聴する」など自慢話が多くなったりします。

その一方で、自分を高く評価してくれていない、同僚が高く評価され過ぎているなどというときには、嫉妬しますし、仕事のモチベーションが下がったりするものです。

やがては、自分を高く評価していない看護管理者さらには組織に対する不平不満を口にし、愚痴をいったりすることがあります。

対応法

・称賛を求める気持ちが仕事のモチベーションになっています。
・意欲的に仕事に取り組みます。
・仕事内容を褒めてもらえると、モチベーションが上がり、一層、仕事に精進します。
・「この人は承認欲求が強い人だ」と理解することです。理解することで、ストレスを感じる行動や振る舞いの背景を受容することによってストレスが軽減されます。

②自分から話したがる

承認欲求が強いと「話を聴いて欲しい」という欲求が強いため、相手の話を聴く姿勢になりません。対話をしているつもりでも、相手の話を聴くよりも自分が話すことが多くなりがちです。

対応法

・**相手の話にはほとんど関心を示さないで、自分のことばかり話している場合には思い切り話させることです。**

・**相手に興味があることよりは、自分が話したいことを話そうという傾向がありますから、区切りのいいところで、「ところで…」と話題を転換しましょう。**

・**質問を活用しましょう。質問することによって、自分の話を聴いてくれる、自分のことをわかってくれると思って連絡してきたり、話しかけたりするものです。**

③否定されることは嫌

否定されたくないという欲求です。「自分の考えを肯定して欲しい」という欲求が強い場合、自分の考えを積極的に伝えようとします。自分の考えが否定されると、強い悲しみや怒りを覚えることもあります。否定されることを強く恐れたりします。

対応法

・**自分の考えが否定される可能性があるときには、なるべく意見をいおうとしないことになりがちですが、話のきっかけを作ることによって話し出すものです。**

・**否定を恐れる気持ちより、伝えたいという気持ちにさせることです。伝えないと自分が困るからという気分を駆り立たせることによって、積極的に発言します。**

・**否定されたくない人なのかと認識することができると、そういう人もいると認めることがで**

きるのではないでしょうか。

・プライドを傷つけられると感情的になりやすいものです。プライドを傷つけるような発言や態度は控えるようにしましょう。

④不平不満ばかり

承認欲求が強い人は自分の苦労や苦しみを分かち合いたいと思っています。

看護管理者には不平不満を言い、同僚や部下には看護管理者の悪口をいい、家族や友人には愚痴をいいます。そして、扱いに手数がかかり、わずらわしいことが起こります。それは、自分の不平不満や愚痴に対して、相手が共感してくれるか、共感してくれないかによって異なります。相手の共感が得られると強い喜びを覚えます。相手が共感しないとか理解を示さないと、強い怒りあるいは悲しみを覚えます。

対応法

・苦労に対する労いの言葉をかけてくれることを期待しています。労いの声掛けをして下さい。

・相手が感情的になって話しているときは、丁寧に相手の話を聴くことが必要です。

・否定や反論が必要な場合は、相手の発言に十分に理解を示します。否定や反論しなければならない理由を話し、プライドを傷つけないようにします。

⑤大げさな表現が好き

承認欲求が強い場合には、高く評価されたいと思っているかもしれません。実績や能力を大袈裟に話します。事実を盛って話します。面倒なことになることも少なくありません。できない約束でも自信に満ちた表情でできるといってしまうことがあるからです。

対応法

・自分の発言に重要性を持たせようといういいぶりになりがちです。話した内容に重要や緊急など優先順位をつけさせることです。

・「完全に」「いくらでも」「誰でも」といった表現を頻繁に使います。完全とは、誰が、などとフィードバックしてみて下さい。少しは具体化できます。

・見栄を張ってできないことをできるといってしまうことがあります。本当にできるのかをよくよく見極めてから話を進めましょう。

⑥他者を認めない

他者を認めることは他者の評価を上げることです。それゆえに、他者の評価を上げることは相対的に自分の評価が下がると感じています。相手を褒めているようでも、心からの褒め言葉ではなかったりします。

対応法

・承認欲求が強い人は自分の評価が下がることに強い抵抗を覚えるものです。安易に他者との比較をしないことです。

・他者を素直に認めることができない傾向にあります。それぞれ違った役割があって、互いに役割どおりの仕事をしているということを実感させて下さい。

・「返報性」という性質があります。自分のことを認めてくれる人のことは認めようとし（好意の返報性）、自分のことを否定しようとする人のことは否定しようとする（嫌悪の返報性）という性質です。相手の良い点は素直に認めさせていくことです。

5 承認欲求を満たすにはどうしたらいいか

承認は5つに区分することができます。

【結果承認】

明らかになった結果に対して行う承認です。

「目標を達成したね」

【プロセス承認】

結果に至るプロセス〔過程〕に対して行う承認です。

「目標に向かって努力したね」

【行動承認】

今、行動していることあるいは一度でも行動したことに対して行う承認です。

「頑張っているね」

【意識承認】

意識や思考に対して行う承認です。

「やる気があるね」

【存在承認】

その人の存在そのものに対して行う承認です。

「この業務をできるのはあなただけよ。お願いします」

5つの承認のうち、ファシリテーションに深く関わるものは、存在承認、行動承認そして結果承認です。

(1) 存在承認

相手の存在を認めないとしたら存在承認が不足しているからです。存在承認の不足とは、無視する、邪魔者扱いするなどだけではなく、苦手だ、いいたいことがあるのにいえない状態なども存在承認が不足しています。

①存在承認を伝える

存在承認とは、その人の存在自体を認めることです。存在承認を伝えるためには、アイコンタクトや笑顔など顔の表情などによることもできるでしょうが、何といっても言葉です。

（例）「あなたがいるから安心。心強いな」

こうした言葉を掛けなくても、名前を呼ぶ、「ありがとう」などちょっとした声掛けでも十分です。挨拶をするだけでも存在承認になります。

②存在承認ができていない

存在承認は、経過や結果の善し悪しではなく、参加していることを認めることです。参加したことによって存在承認を得ることができます。存在承認を得ることによって、モチベーションが上がり、活気を持って業務を担当するでしょうし、積極的に提案をするようになるのではないでしょうか。行動を変え、成果を出すことが可能なのです。

承認欲求を満たす第一段階が相手の存在を承認することです。

（2）行動承認

行動承認は、プロセスを認めることです。途中経過や結果に向かって行動していることを承認することです。行動承認は、結果の如何にかかわらずに行動したかどうかが対象です。

①具体的に承認する

抽象的な承認は悪い結果になりがちです。大雑把に承認すると、相手は、本当は見ていないのかなどという認識になるものです。具体的な声掛けが必要です。

（例）「今までは消極的だったわね。今回、自分から申し出てくれたこと、とても嬉しいわ」

②変化を承認する

行動の変化を承認することです。行動変容を承認します。行動変容とは、行動が変わることです。少しずつ段階を経て行動変容します。行動変容には5つの期間があります。

1つは、無関心期です。
2つは、関心期です。
3つは、準備期です。
4つは、実行期です。
5つが、維持期です。

この5つのことを行動変容ステージモデルといいます。

（3）結果承認

結果承認とは、実際の結果に対して承認することを結果承認といいます。過去と比較し、全体のために効果があるかなどになりがちですが、まずは、今です。目の前の結果を認めることです。

（例）「カンファレンスに間に合ったね」

（例）「受け持ち患者にきちんと対応しているわね」

①結果承認後にフォローする

承認対象が結果ということになります。そうなると、次回も結果を出さないと認められないのではないかと思ってしまいかねません。

結果承認後は相手に寄り添い、適切な調整が必要です。過剰にストレスを感じ、モチベーションを低下させてしまうようでは、何のための結果承認かということになります。結果承認後にはフォローが欠かせないのです。

②擦り合わせる

複数の意見や案あるいは対立する見解・利害を、対照してぶつけ合うことです。もちろんのことですが、妥協・納得できるように調整することが擦り合わせです。

看護管理者とスタッフが適時、適切に擦り合わせることです。スタッフが「できる」と思っていることに対する結果が出せなかったとします。その仕事を看護管理者が「まだできないかも知れない」と思っていたとしたら、期待値の擦り合わせは重要です。スタッフを過度に落ち込ませないためです。

葛田一雄（くずた・かずお）
学校法人三橋学園理事。数多くの企業、病院、介護施設等の経営改革の企画立案、コンプライアンス実施に携わる。
明治大学、青森公立大学、横浜市立大学、愛媛大学等で講師を務める。国立公衆衛生院管理保健師講師、看護協会認定看護管理者教育講師、病院協会コンプライアンス講座講師を担当する。
主な著書に『すぐに使える看護管理者の実務マップ』『看護主任・リーダーのための「教える技術」〜ナースのOJTの教科書』『困った看護師を一人前にするコミュニケーション術』（共に小社刊）などがある。
◎趣味：音楽鑑賞
◎好きな食べ物：寿司

〈連絡先〉
TEL 03-3828-6598

看護《かんご》管理者《かんりしゃ》のための
ファシリテーションスキル入門《にゅうもん》

2022年５月２日　初版発行

著　者　葛田一雄
発行者　和田智明
発行所　株式会社 ぱる出版

〒160-0011　東京都新宿区若葉1-9-16
03(3353)2835 — 代表　03(3353)2826 — FAX
03(3353)3679 — 編集
振替　東京 00100-3-131586
印刷・製本　中央精版印刷(株)

ISBN978-4-8272-1341-6　C0034